北京市卫生系统高层次卫生技术人才培养计划资助项目
北京中医药高层次人才扎根基层五联动示范工程资助项目

高血压病
防治与养生

主　编　王　玮
副主编　甄冬云　苏　亚　于文涛　方展永
编　委（以姓氏笔画为序）

王惠娟　申晓日　刘　晓　李　颖
张　勇　杨　洁　杨莎莎　姜　阳
赵彦伟　耿秀超　靳贺超　董　炜
雷　超

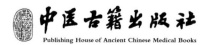

中医古籍出版社
Publishing House of Ancient Chinese Medical Books

图书在版编目（CIP）数据

高血压病防治与养生／王玮主编．—北京：中医古籍出版社，2019.8
ISBN 978－7－5152－1897－7

Ⅰ.①高…　Ⅱ.①王…　Ⅲ.①高血压－防治　Ⅳ.①R544.1

中国版本图书馆 CIP 数据核字（2019）第 150354 号

高血压病防治与养生

王　玮　主　编

责任编辑　孙志波
封面设计　映象视觉
出版发行　中医古籍出版社
社　　址　北京东直门内南小街 16 号（100700）
电　　话　010－64089446（总编室）　　010－64002949（发行部）
网　　址　www.zhongyiguji.com.cn
印　　刷　北京博图彩色印刷有限公司
开　　本　710mm×1000mm　1/16
印　　张　13.25　彩插 1 页
字　　数　180 千字
版　　次　2019 年 8 月第 1 版　2019 年 8 月第 1 次印刷
书　　号　ISBN 978－7－5152－1897－7
定　　价　52.00 元

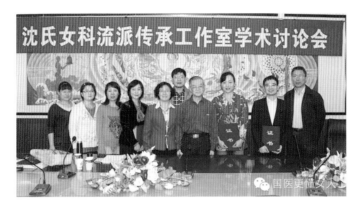

国医大师沈绍功教授给其弟子颁发学术传承证书

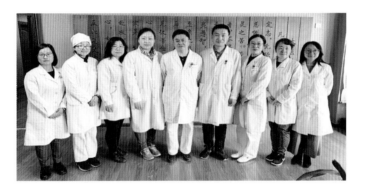

北京市高层次中医药人才扎根基层"五联动"北太团队在一起

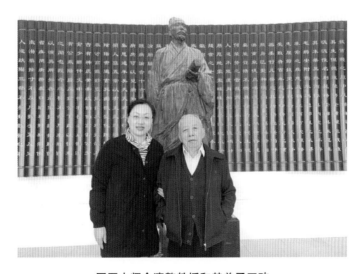

国医大师余瀛鳌教授和其弟子王玮

目　录

第一章 现代医学对高血压的认识与治疗

正常人的血压随内外环境变化在一定范围内波动。在整体人群，血压水平随年龄和体重逐渐升高，以收缩压更为明显，而舒张压在 50 岁后呈现下降趋势，脉压也随之加大。虽然个体之间血压有较大的差别，但就整体人群而言，血压水平呈典型钟形分布。通过临床流行病材料分析发现，在一定范围内的血压高度包括收缩压或舒张压与心血管病事件发生率呈正比。然而，划定高血压的标准并非易事，这不仅仅根据流行病材料的提示和科学数据的积累，还需综合考虑对社会经济、人群心理、生活质量等的影响。

近年来，随着对心血管病多重危险因素的作用以及心、脑、肾靶器官保护的认识深入，高血压的划定标准也不断地调整，目前认为不同血压水平的患者发生心血管病的危险不同，因此有了血压分层的概念，即发生心血管病危险度不同的患者适宜血压水平应有不同。要认识到，所谓标准是对人群而言，不可能适用于每个人。2010 年，中国高血压防治指南将高血压重新定义为一种以动脉血压持续升高为特征的进行性"心血管综合征"，由此可见血压增高本质上是高血压的一个生物学标志，仅仅根据血压的数值来判断疾病的严重程度存在严重的缺陷。因此医生面对病人时在参考标准的基础上，应根据其具体情况判断对人体最合适的血压范围以及需采用的治疗措施。

2017 年 11 月 14 日，美国高血压协会/美国心脏病协会（AHA/ACC）联合公布了《2017 AHA/ACC 高血压指南》，新版指南将高血压定义为 ≥130/80mmHg，取代之前 140/90mmHg 的高血压标准，这是 AHA/ACC 14 年来首次重新定义高血压，无疑这次的发布是颠覆性的或者说重新书写了高血压的定义。在中国高血压指南修订前，中国高血压临床诊断还维持在老标准，但治疗目标和界限也一定有下调的趋势。目前国内高血压的诊断采用 2010 年《中国高血压防治指南》建议的标准（表1）。

表 1 　血压水平分类和定义

分类	收缩压（mmHg）	舒张压（mmHg）
正常血压	<120 和	<80
正常高值	120~139 和/或	80~89
高血压	≥140 和/或	≥90
1级高血压（轻度）	140~159 和/或	90~99
2级高血压（中度）	160~179 和/或	100~109
3级高血压（重度）	≥180 和/或	≥110
单纯收缩期高血压	≥140 　和	<90

当收缩压和舒张压分属于不同级别时，以较高的分级为准。

中国高血压诊断标准和2007年欧洲高血压学会和心脏病学会联合制定的标准基本相似，只是后者将"正常血压"范围明确为120~129/80~84mmHg，正常高值为130~139/85~89mmHg，而<120/80mmHg则称之为理想血压。

高血压可以是收缩压增高、舒张压增高或二者均增高，在高血压分组时如患者收缩压和舒张压属于不同组别时以较高者定级。近年来，单纯性收缩期高血压（ISH）越来越受到重视，收缩压升高和心血管疾病的相关性甚至高于舒张压，对老年人的影响甚至更大，而且ISH也高发于老年人。美国NHANES III的材料发现，以140/90mmHg为诊断标准ISH在全部未控制的高血压中占65%，而在>50岁人群中的比例更高。

临床上高血压可分为两类：第一类为原发性高血压（essential hypertension），是一种以血压升高为主要临床表现而病因尚未明确的独立疾病（占所有高血压病人的90%以上）。第二类为继发性高血压（secondary hypertension），又称为症状性高血压（symptomatic hypertension），在这类疾病中病因明确，高血压仅是该种疾病的临床表现之一，血压可暂时性或持久性升高。虽然继发性高血压较少见，但如能及时治愈原发病，可能使血压恢复正常。

第一节　原发性高血压

高血压病是最常见的心血管疾病之一，也是导致人类死亡的常见疾病如脑卒中、冠心病、心力衰竭等的重要危险因素。各国医学界和卫生管理部门都高度重视高血压病的防治，1998 年我国卫生部将 10 月 8 日定为我国"高血压日"，旨在推动和强化我国的高血压防治工作。

一、我国人群高血压流行情况

（一）我国人群高血压患病率及其变化趋势

我国人群 50 年来高血压患病率呈明显上升趋势。根据 2002 年调查数据，我国 18 岁以上成人高血压患病率为 18.8%，按 2010 年我国人口的数量与结构，估计目前我国约有 2 亿高血压患者，每 10 个成年人中就有 2 人患有高血压，约占全球高血压总人数的 1/5。在我国高血压人群中，绝大多数是轻、中度高血压（占 90%），轻度高血压占 60% 以上。血压正常高值水平人群占总成年人群的比例不断增长，尤其是中青年是我国高血压患病率持续升高和患病人数剧增的主要来源，已经从 1991 年的 29% 增加到 2002 年的 34%，估计我国每年新增高血压患者 1000 万人。

（二）我国人群高血压流行的一般规律

通常，高血压患病率随年龄增长而升高。女性在更年期前患病率略低于男性，但在更年期后迅速升高，甚至高于男性；高纬度寒冷地区患病率高于低纬度温暖地区；盐和饱和脂肪摄入越高，平均血压水平和患病率也越高。

我国人群高血压流行有两个比较显著的特点：从南方到北方，高血压患病率呈递增趋势，可能与北方年平均气温较低以及北方人群盐摄入量较高有关；不同民族之间高血压患病率也有一些差异，生活在北方或高原地区的藏族、蒙古族和朝鲜族等患病率较高，而生活在南方或非高原地区的壮族、苗族和彝族等患病率则较低，这种差异可能与地理环境或生活方式等有关，尚未发现各民族之间有明显的遗传背景差异。

（三）我国人群高血压发病的重要危险因素

1. 高钠、低钾膳食

人群中，钠盐（氯化钠）摄入量与血压水平和高血压患病率呈正相关，而钾盐摄入量与血压水平呈负相关，膳食钠/钾比值与血压的相关性甚至更强。我国14组人群研究表明，膳食钠盐摄入量平均每天增加2g，收缩压和舒张压分别增高2.0mmHg和1.2mmHg。

高钠、低钾膳食是我国大多数高血压患者发病主要的危险因素之一。我国大部分地区，人均每天盐摄入量12~15g。在盐与血压的国际协作研究（INTERMAP）中，反映膳食钠/钾量的24小时尿钠/钾比值，我国人群在6以上，而西方人群仅为2~3。

2. 超重和肥胖

身体脂肪含量与血压水平呈正相关。人群中体重指数（BMI）与血压水平呈正相关，BMI每增加$3kg/m^2$，4年内发生高血压的风险，男性增加50%，女性增加57%。我国24万成人随访资料的汇总分析显示，BMI$\geqslant 24kg/m^2$者发生高血压的风险是体重正常者的3~4倍。身体脂肪的分布与高血压发生也有关，腹部脂肪聚集越多，血压水平就越高。腰围男性$\geqslant 90cm$或女性$\geqslant 85cm$，发生高血压的风险是腰围正常者的4倍以上。

随着我国社会经济发展和生活水平提高，人群中超重和肥胖的比例与人数均明显增加。在城市中年人群中，超重者的比例已达到25%~30%，超重和肥胖将成为我国高血压患病率增长的又一重要危险因素。

3. 饮酒

过量饮酒也是高血压发病的危险因素，人群高血压患病率随饮酒量增加而升高。虽然少量饮酒后短时间内血压会有所下降，但长期少量饮酒可使血压轻度升高，过量饮酒则使血压明显升高。如果每天平均饮酒大于3个标准杯（1个标准杯相当于12g酒精，约合360g啤酒，或100g葡萄酒，或30g白酒），收缩压与舒张压分别平均升高3.5mmHg与2.1mmHg，且血压上升幅度随着饮酒量增加而增大。

我国饮酒的人数众多，部分男性高血压患者有长期饮酒嗜好和饮烈度酒的习惯，应重视长期过量饮酒对血压和高血压发生的影响。饮酒还会降低降压治疗的疗效，而过量饮酒可诱发急性脑出血或心肌梗死。

4. 精神紧张

长期精神过度紧张也是高血压发病的危险因素，长期从事高度精神紧张工作的人群高血压患病率增加。

5. 其他危险因素

高血压发病的其他危险因素包括年龄、高血压家族史、缺乏体力活动等。除了高血压外，心血管病危险因素还包括吸烟、血脂异常、糖尿病、肥胖等。

（四）我国高血压患者的知晓率、治疗率和控制率

高血压患者知晓率、治疗率和控制率是反映高血压流行病学和防治状况的重要指标。根据最新的 50 万人群抽样调查数据，我国 18 岁以上成人高血压知晓率、治疗率和空置率分别为 42.7%，38.3% 和 14.5%。农村低于城市，男性低于女性，经济欠发达地区低于较发达地区。

二、病因与发病机制

（一）病因

原发性高血压的病因为多因素，可分为遗传和环境因素两个方面。高血压是遗传易感性和环境因素相互作用的结果，一般认为遗传因素约占 40%，环境因素约占 60%。

1. 遗传因素

高血压具有明显的家族聚集性，父母均有高血压，子女的发病概率高达 46%，约 60% 高血压患者可询问到有高血压家族史。高血压的遗传可能存在主要基因显性遗传和多基因关联遗传两种方式，在遗传表型上，不仅血压升高发生率体现遗传性，而且在血压高度、并发症发生以及其他有关因素方面，如肥胖，也有遗传性。

2. 环境因素

（1）饮食：不同地区人群血压水平和高血压患病率与钠盐平均摄入量显著有关，摄盐越多，血压水平和患病率越高，但是同一地区人群中个体间血压水平与摄盐量并不相关，摄盐过多导致血压升高主要见于对盐敏感的人群中。钾摄入量与血压呈负相关。饮食中钙摄入对血压的影响尚有争议，多数人认为饮食低钙与高血压发生有关。高蛋白质摄入属于升压因素，动物和植物蛋白质均能升压，饮食中饱和脂肪酸或饱和脂肪酸/不饱和脂肪酸比值较高也属于升压因素。饮酒量与血压水平线性相关，尤其是收缩压，每天饮酒量超过50g乙醇者高血压发病率明显增高。

（2）精神：应激高血压患病率城市脑力劳动者超过体力劳动者，从事精神紧张度高的职业者发生高血压的可能性较大，长期生活在噪声环境中听力敏感性减退者患高血压也较多，高血压患者经休息后往往症状和血压可获得一定改善。

3. 其他因素

（1）体重：超重或肥胖是血压升高的重要危险因素。体重常是衡量肥胖程度的指标，一般采用BMI，即体重（kg）/身高（m²）（20～24为正常范围）。腰围反映向心性肥胖程度。高血压患者约1/3有不同程度肥胖，血压与BMI呈显著正相关。肥胖的类型与高血压发生关系密切，腹型肥胖者容易发生高血压。

（2）避孕药：服避孕药妇女血压升高发生率及程度与服用时间长短有关，35岁以上妇女容易出现血压升高。口服避孕药引起的高血压一般为轻度，并且可逆转，在终止避孕药后3～6个月血压常恢复正常。

（3）睡眠呼吸暂停低通气综合征（SAHS）：SAHS是指睡眠期间反复发作性呼吸暂停，有中枢性和阻塞性之分，后者主要是上呼吸道特别是鼻咽部有狭窄的病理基础，如腺样和扁桃体组织增生、软腭松弛、腭垂过长、舌根部脂肪浸润后垂及下腭畸形等。SAHS患者50%有高血压，血压高度与SAHS病程有关。

（二）发病机制

参与人体血压调节有诸多神经、体液因子，有中枢神经和周围反射的整合作用，有体液和血管因素的影响，可以说血压水平的保持是一个复杂的过程。高血压病的病因和发病机制虽有不少假设得到一些实验室和临床材料的支持，但至今未明，目前认为本病是在一定的遗传易感性基础上经多种后天因素作用所致。

1. 遗传

本病发病有较明显的家族集聚性，双亲均有高血压的正常血压子女（儿童或少年）血浆去甲肾上腺素、多巴胺的浓度明显较无高血压家族史的对照组高，以后发生高血压的比例亦高。国内调查发现，与无高血压家族史者比较，双亲一方有高血压病者的高血压患病率比无高血压家庭史的患病率高 1.5 倍，双亲均有高血压病者则高 2～3 倍，本病患者的亲生子女和收养子女虽然生活环境相同但前者更易患高血压，动物实验已筛选出遗传性高血压大鼠株（SHR）。近年来发现一些基因突变（如血管紧张素、糖皮质激素受体、脂蛋白酶等基因）与高血压有关，对原发性高血压候选基因的观察研究已达 150种左右，涉及交感系统、心脏 RAA 系统、内皮素、生长激素、前列腺素、利钠肽、胰岛素抵抗、下丘脑 - 垂体轴等诸多方面，但至今尚不能肯定相关基因，可能本病是多基因的遗传病。

2. 精神、神经作用精神源学说

本学说认为在外因刺激下，病人出现较长期或反复明显的精神紧张、焦虑、烦躁等情绪变化时，各类感受器传入的病理信号增加，大脑皮质兴奋、抑制平衡失调以至不能正常行使调节和控制皮层下中枢活动的功能，交感神经活动增强，舒缩血管中枢传出以缩血管的冲动占优势，从而使小动脉收缩，周围血管阻力上升，血压上升。流行病学材料提示，从事经常处于应激状态、需高度集中注意力的工作、长期精神紧张、受噪声或不良视觉刺激者易患本病。神经系统可根据人体的需要和对环境刺激的反应对心血管功能包括血压进行快速又精确的调节，对慢性长期的血压水平也有影响，与副交感神经相比，交感神经系统及其相关的神经体液因子通过对周围血管和心脏的影响，对高血压的发生发展起着更重要的作用，交感神经的作用是在延髓以及其他高级中枢的控制下完成的。延髓的心血管运动中枢整合来自压力感受器、化学感受器以及下丘脑和其他高级中枢的传入信号完成并不断地调节这一控制，而大脑皮层可根据人体情绪变化、运动与否等通过对血压中枢的调控影响血压。如各级中枢发放的缩血管冲动增多或各类感受器传入的缩血管信号增强或阻力血管对神经介质反应过度时都可能导致高血压的产生，这就是神经源学说。

3. 肾素—血管紧张素—醛固酮（RAA）系统平衡失调

肾脏球囊细胞分泌的肾素可将肝脏合成的血管紧张素原转变为血管紧张素Ⅰ（angiotensin，AT），而后者经肺、肾等组织时在血管紧张素转换酶（ACE，又称激肽酶Ⅱ）的活化作用下转化成血管紧张素Ⅱ（ATⅡ），后者可在酶作用下脱去门冬氨酸转化成ATⅡ，ACE还可促进缓激肽的分解。ATⅡ也可经非ACE的途径形成，如胃促胰酶（Chymase）等也可将ATⅠ转化成ATⅡ，而组织蛋白酶等可直接将血管紧张素转化成ATⅡ。此外，脑、心、肾、肾上腺、动脉等多种器官组织可局部合成ATⅡ成为组织RAA系统。在RAA系统中ATⅡ是最重要的活性成分之一，其病理生理作用主要是通过和ATⅠ受体结合产生的，经此途径它可促使血管收缩，醛固酮分泌增加，水钠潴留，增加交感神经活力，最终导致血压上升。ATⅡ强烈的缩血压作用造成的加压效应约为肾上腺素的10~40倍，RAA系统的过度活性将导致高血压的产生而且ATⅡ、醛固酮等还是组织生长的刺激因素，可以说ATⅡ在高血压的发生发展、靶器官的组织重构以及出现并发症等诸多环节都有重要作用。

4. 胰岛素抵抗

近年来胰岛素抵抗与高血压病的关系受到很大关注。约50%高血压病的患者中存在胰岛素抵抗，胰岛素抵抗、高胰岛素血症和代谢综合征、2型糖尿病密切相关，甚至有人认为胰岛素抵抗是高血压形成的始因，而代谢综合征的主要表现之一是高血压，2型糖尿病患者高血压的发生率约为非糖尿病者的2.5~3倍，基因研究发现有PPAR-r基因突变者首先出现高胰岛素血症，继之出现高血压、低HDL-C，从另一侧面证实了它们之间的联系，提示高血压可能与代谢性疾病有关。

美国"国家胆固醇教育计划成人治疗组"（ATPⅢ，2001）建议有以下五项中的三项即可临床诊断代谢综合征：（1）腹型肥胖：腰围男性>102cm，女性>88cm（国人建议改为男性>85cm，女性>80cm）。（2）TG>150mg/

dl。（3）HDL－C 水平男性＜40mg/dl，女性＜50mg/dl。（4）血压≥130/85mmHg。（5）空腹血糖＞110mg/dl。可见代谢综合征包含了多种心血管病的危险因素，而且在我国的患病率在不断上升，应引起严重注意。

胰岛素抵抗时血压升高的机制可能是胰岛素水平升高可影响 Na^+-K^+-ATP 酶与其他离子泵促使胞内钠、钙浓度升高，并使交感神经活性上升，促进肾小管对水、钠的重吸收，提高血压对盐的敏感性，减少内皮细胞产生 NO，刺激生长因子（尤其平滑肌）以及增加内皮素分泌等。

5. 钠过多

大量的实验、临床和流行病学资料证实钠的代谢和本病有密切关系，人群的血压水平及本病患病率与平均摄钠量呈正相关，限制钠的摄入可以改善高血压情况。肾血管性高血压在高血钠影响下病情恶化，减低摄钠则病情好转。死于高血压的病人和动物，肾动脉每单位体积干质的钠和水含量较无高血压者高。钠潴留使细胞外液量增加，引起心排血量增高；小动脉壁的含水量增高，引起周围阻力的增高；由于细胞内外钠浓度比值的变化而引起的小动脉张力增加等，都可能是发病机制。但是实验室和临床研究均发现，改变摄盐量和血钠水平，只能影响一部分而不是全部个体血压水平，饮食中盐的致病是有条件的，对体内有遗传性钠运转缺陷使之对摄盐敏感者才有致高血压的作用。

体内钠过多除与摄入有关外，肾脏排钠障碍也是重要原因，正常人在血压上升时肾排钠、排水增加以维持血压稳定，这称为压力—钠利尿现象。本病患者在血压上升时肾不能排除体内多余的钠和水分，致使血压持续上升。除了肾本身先天和后天的结构功能异常可能影响这一过程外，许多神经体液因子如抗利尿激素、醛固酮、肾素、心房肽、前列腺素等对此也有影响。

6. 肥胖

肥胖者易患高血压。男性体重每增加 $1.7kg/m^2$，女性每增加 $1.25kg/m^2$，收缩压对应上升 1mmHg。而减肥使体重下降后血压可有一定程度的下降。实验发现在高脂饮食诱发的肥胖动物模型（DIO）血压可持续性升高，其原因可能是肾内脂肪堆积，系膜及毛细血管内皮细胞增生，肾乳头顶端乳头管闭塞变形造成尿流不畅，肾内压升高所致。肥胖者常有高胰岛素血症，交感系统活性增高，且脂肪细胞可产生过多的血管紧张素原等可能是其出现高血压的原因。

7. 其他

前列腺素系统与肾素—血管紧张素—醛固酮系统有密切关系，有人认为高血压可能与肾髓质合成有扩血管作用的前列腺素 A 或 E 的不足有关。血管舒缓素—激肽系统与肾素—血管紧张素—醛固酮系统也有关。血管紧张素转化酶可促进激肽的降解而使其扩血管作用消失，血压升高。近年来加压素、内皮素等肽类物质与本病的关系也引起人们的广泛注意，但至今尚未发现它们之间有明确的因果联系，吸烟、饮酒过度也易患高血压。

三、病理

高血压早期无明显病理改变，心脏和血管是高血压病理生理作用的主要靶器官。长期高血压引起的心脏改变主要是左心室肥厚和扩大，长期高血压引起的全身小动脉病变，主要是壁腔比值增加和管腔内径缩小，导致重要靶器官如心、脑、肾组织缺血。长期高血压及伴随的危险因素可促进动脉粥样硬化的形成及发展，该病变主要累及体循环大、中动脉。高血压时还可出现微循环毛细血管稀疏、扭曲变形，静脉顺应性减退，现在认为血管内皮功能障碍是高血压最早期和最重要的血管损害。

（一）动脉

1. 小动脉

小动脉病变是本病最重要的病理改变，早期阶段全身小动脉痉挛，长期反复的痉挛使小动脉内膜因压力负荷增加、缺血缺氧出现玻璃样变，中层则因平滑肌细胞增殖、肥大而增厚，出现血管壁的重构（remoldeling），最后管壁纤维化、管腔狭窄呈现不可逆病变，急进型高血压病者小动脉壁可在较短时期内出现纤维样坏死。各期的小动脉病变均可使管腔狭窄，促进高血压的维持和发展，周围组织和器官内的小动脉都可发生上述病变，但以肾脏的细小动脉最明显，病变最终导致组织器官的缺血损伤。

2. 大动脉

随着年龄增长大动脉逐渐硬化，其顺应性下降，这是老年人收缩期高血压的重要原因。高血压病后期，主动脉可发生中层囊样坏死和夹层分离。后者好发部位在主动脉弓和降主动脉交界处，亦可发生在升主动脉和腹主动脉处，此时高压血液将主动脉内膜撕裂，大量血液进入中膜，使内膜和中膜分离形成假通道。高血压促进动脉粥样硬化的发生发展，除大动脉外可有颈动脉内－中膜增厚，冠状动脉和周围血管病变等。

（二）心脏

左心室肥厚是本病心脏最特征性的改变，长期的全身小动脉管腔变狭窄导致周围血管阻力上升是左心室肥厚的原因之一，但心肌肥厚并不总与血压升高的程度呈正相关。交感神经兴奋时释放的儿茶酚胺类物质可刺激心肌细胞蛋白质合成，而循环中与心肌局部 RAA 系统的 ATII、醛固酮等除可刺激心肌细胞肥大外，尚可使心肌细胞间的胶原支架增生，这亦是病人心肌肥厚的原因。早期左心室以向心性肥厚为主，长期病变时心肌出现退行性变，心肌细胞萎缩间质纤维化，心室壁可由厚变薄，左心室腔扩大。心肌肥厚时冠脉血流储备下降，加之高血压时易有冠状动脉粥样硬化更促使心肌缺血而加重心脏病变。高血压时心肌的生理生化改变和心力衰竭时的变化十分相似，提示高血压时心肌肥大可能是一种心肌病的过程，如不治疗终将导致心力衰竭。近年来发现应用某些降压药物，尤其是应用阻断 RAA 系统的药物后，心肌的肥厚可能逆转。

老年患者由于老年性改变、心肌细胞减少而胶原组织相对增加，心脏的收缩功能和舒张功能在正常时已有所下降，高血压时更容易出现心功能失代偿，而且由于心肌已有生理性丧失，高血压时不易出现心肌肥厚。

（三）中枢神经系统

脑部小动脉也可出现从痉挛到硬化的一系列改变，但脑血管结构较薄弱，发生硬化后更为脆弱，加之长期高血压时脑小动脉有微动脉瘤形成，易在血管痉挛、血管腔内压力波动时破裂出血，小动脉破裂常发生在内囊和基底节。

在小动脉硬化的基础上有利于血栓形成而产生脑梗死，而梗死后脑组织软化可出现梗死周围脑组织出血。高血压易有动脉粥样硬化，如病变发生在脑中型动脉时可加重脑组织缺血，颅内外粥样硬化动脉内壁的粥样斑块脱落可造成脑血栓。

（四）肾

肾小动脉病变最为明显，主要发生在输入小动脉，叶间小动脉也可涉及，如无合并糖尿病，较少累及输出小动脉。病变血管管腔变窄甚至闭塞，造成肾实质缺血、肾小球纤维化、肾小管萎缩并有间质纤维化，造成肾皮质逐渐变薄，相对正常的肾单位可代偿性肥大。早期病人肾脏外观无改变，病变进展到相当程度时肾表面呈颗粒状，肾体积可随病情的发展逐渐萎缩变小。上述病理改变见于缓进型高血压病，因病情发展缓慢，称为良性肾硬化（benign nephrosclerosis），但最终导致肾功能衰竭。急进型高血压时输入小动脉中层发生纤维素样坏死性炎症，且病变可直接延伸至肾小球毛细血管丛，致使肾小球硬化。叶间、弓状动脉内膜有细胞增生，胶原和纤维母细胞呈"洋葱皮"状的同心圆排列。由于病情发展快，病人短期内出现肾功能衰竭，称为恶性肾硬化（malignant nephrosclerosis）。

（五）视网膜

视网膜小动脉在本病初期发生痉挛，以后逐渐出现硬化，严重时发生视网膜出血和渗出，以及视神经乳头水肿。临床上通过眼底镜观察视网膜动脉的变化，可以反映其他小动脉尤其是眼部小动脉的变化。

四、临床表现

根据起病和病情进展的缓急及病程的长短高血压病可分为两型：缓进型（chronic type）和急进型（accelletated type），前者又称良性高血压，绝大部分患者属此型，后者又称恶性高血压，仅占本病患者的1%～5%。

（一）缓进型高血压

多为青中年起病，有家族史者发病年龄可较轻。起病多数隐匿，病情发展慢，病程长。早期患者血压波动，血压时高时正常，为脆性高血压阶段，在劳累、精神紧张、情绪波动时易有血压升高，休息、去除上述因素后血压常可降至正常。随着病情的发展，血压可趋向持续性升高或波动幅度变小。病人的主观症状和血压升高的程度可不一致，约半数病人无明显症状，只是在体格检查或因其他疾病就医时才发现有高血压，少数病人则在发生心、脑、肾等器官的并发症时才明确高血压病的诊断。

早期病人由于血压波动幅度大，可有较多症状，而在长期高血压后即使在血压水平较高时也可无明显症状，因此，无论有无症状，都应定期检测病人的血压。

1. 神经精神系统表现

头痛、头晕和头胀是高血压病常见的神经系统症状，也可有头部或颈项扳紧感。高血压直接引起的头痛多发生在早晨，位于前额、枕部或颞部。这些病人舒张压多较高，经降压药物治疗后头痛可减轻。高血压引起的头晕可为暂时性或持续性，伴有眩晕者较少，与内耳迷路血管障碍有关，经降压药物治疗后症状可减轻，但要注意有时血压下降过多也可引起头晕，部分病人有乏力、失眠、工作能力下降等。

本病并发的脑血管病统称脑血管意外，俗称脑卒中或中风，可分两大类：①缺血性脑梗死，其中有动脉粥样硬化血栓形成、间隙梗死、栓塞、暂时性脑缺血和未定型等各种类型。②脑出血，有脑实质和蛛网膜下腔出血。大部分脑血管意外仅涉及一侧半球而影响对侧身体的活动，约15%可发生在脑干而影响两侧身体。根据脑血管病变的种类、部位、范围和严重程度，临床症状有很大的差异，轻者仅出现一时的头晕、眩晕、失明、失语、吞咽困难、口角歪斜、肢体活动不灵等，重者出现偏瘫、昏迷甚至短期内死亡。

2. 心血管系统

高血压时心脏最先受影响的是左室舒张功能。左心室肥厚时舒张期顺应性下降、松弛和充盈功能受影响，甚至可出现在临界高血压和临床检查未发现左心室肥厚时，这可能是由于心肌间质已有胶原组织增加之故，但此时病人可无明显临床症状。出现临床心功能不全的症状多发生在高血压起病数年至十余年之后。在心功能代偿期，除有时感心悸外，其他心脏方面的症状可不明显。代偿功能失调时，则可出现左心衰竭症状，如阵发性夜间呼吸困难，在体力劳累、饱食和说话过多时发生气喘、心悸、咳嗽，严重时或血压骤然升高时发生肺水肿。反复或持续的左心衰竭，可影响右心室功能而发展为全心衰竭，出现尿少、水肿等症状。在心脏未增大前，体检可无特殊发现，或仅有脉搏或心尖搏动较强有力，主动脉瓣区第二心音因主动脉舒张压升高而亢进。心脏增大后，体检可发现心界向左、向下扩大；心尖搏动强而有力，有抬举样；心尖区和（或）主动脉瓣区可听到Ⅱ至Ⅲ级收缩期吹风样杂音。主动脉瓣区杂音是主动脉扩张，主动脉瓣顺应性下降，血流加快，导致相对性主动脉瓣狭窄所致。主动脉瓣区第二心音可因主动脉及瓣膜硬变而呈金属音调。心尖区杂音是左心室扩大导致相对性二尖瓣关闭不全或二尖瓣乳头肌功能失调所致，可有第四音。由于高血压可促进动脉粥样硬化，部分病人可因合并冠状动脉粥样硬化性心脏病而有心绞痛、心肌梗死的表现。

3. 肾脏表现

肾血管病变的程度和血压高度及病程密切相关。实际上，血压未得到控制的本病患者均有肾脏的病变，但在早期可无任何临床表现。随病程的进展可先出现蛋白尿，但如无合并心力衰竭和糖尿病者，24小时尿蛋白总量很少超过1g，控制高血压可减少尿蛋白，可有血尿，多为显微镜血尿，少见有透明和颗粒管型。肾功能失代偿时，肾浓缩功能受损，可出现多尿、夜尿、口渴、多饮等，尿比重逐渐降低，最后固定在1.010左右，称等渗尿。当肾功能进一步减退时，尿量可减少，血中尿素氮、肌酐常增高，酚红排泄试验示排泄量明显减低，尿素廓清率或肌酐廓清率可明显低于正常，上述改变随肾脏病变的加重而加重，最终出现尿毒症。但是，在缓进型高血压病，病人在出现尿毒症前多数已死于心、脑血管并发症。

4. 其他

出现急性大动脉夹层者根据病变的部位可有剧烈的胸痛或腹痛，合并冠状动脉粥样硬化性心脏病者可有心绞痛、心肌梗死的表现，有下肢周围血管病变者可出现间歇性跛行。

（二）急进型高血压

在未经治疗的原发性高血压病病人中，约1%可发展成急进型高血压，发病可较急骤，也可发病前有病程不一的缓进型高血压病，典型表现为血压显著升高，舒张压多持续在 130 ~ 140mmHg 或更高。男女比例约 3∶1，多在青中年发病，近年来此型高血压已少见，可能和早期发现轻中度高血压病人并及时有效的治疗有关。其表现基本上与缓进型高血压病相似，但症状和头痛等明显，病情严重、发展迅速、视网膜病变和肾功能很快衰竭等。常于数月至 1 ~ 2 年内出现严重的脑、心肾损害，发生脑血管意外、心力衰竭和尿毒症。并常有视力模糊或失明，视网膜可发生出血、渗出物及视神经乳头水肿。由于肾脏损害最为显著，常有持续蛋白尿，24 小时尿蛋白可达 3g，并可有血尿和管型尿，如不及时治疗最后多因尿毒症而死亡。

（三）高血压危象

高血压危象（hypertension crises）包括高血压急症（hypertension emergency）和高血压重症（hypertension urgency），两者区别在于前者有靶器官的急性损害。因严重程度不同，临床处理策略也不同。

高血压危象是指：①加剧性的恶性高血压。舒张压常 > 140mmHg，伴眼底乳头水肿、出血、渗出，病人可出现头痛、呕吐、嗜睡、迷糊、失明、少尿甚至抽搐昏迷等。②血压明显升高并有脑、心、肾等严重病变及其他紧急情况如高血压脑病、脑卒中、颅外伤、急性心肌梗死、急性心衰、急性动脉夹层、急性肾炎、嗜铬细胞瘤、术后高血压、严重烧伤、子痫等。高血压脑病（hypertension encaphalopathy）可发生在缓进型或急进型高血压病人，当平均血压上升到约 180mmHg 以上时，脑血管在血压水平变化时可自主调节舒缩状态以保持脑血流相对稳定的功能减弱甚至消失，由收缩转为扩张，过度的血流在高压状态进入脑组织导致脑水肿，病人出现剧烈头痛、头晕、恶心、呕吐、烦躁不安、脉搏多慢而有力，可有呼吸困难或减慢、视力障碍、黑矇、抽搐、意识模糊甚至昏迷，也可出现暂时性偏瘫、失语、偏身感觉障碍等。检查可见视神经乳头水肿，脑脊液压力增高、蛋白含量增高。发作短暂者历时数分钟，长者可数小时甚至数天。高血压急症的病人应静脉用药尽快地（以分钟、小时计）将血压控制到适宜的水平，否则患者可在数分钟或数小时内死亡。

高血压重症是指虽然血压明显升高，但无上述重要器官功能迅速恶化的临床表现，如恶性高血压无眼底改变也无症状，高血压药物停用后血压反跳等，这类病人一般不需要紧急静脉用药，但应立即口服给药控制血压，并随访数天，以防转变成高血压急症。

五、诊断性评估

诊断性评估的内容包括以下三方面：①确定血压水平及其他心血管危险因素；②判断高血压的原因，明确有无继发性高血压；③寻找靶器官损害以及相关临床情况。从而做出高血压病因的鉴别诊断和评估患者的心血管风险程度，以指导诊断与治疗。

（一）病史

应全面详细了解患者病史，包括以下内容：

1. 家族史

询问患者有无高血压、糖尿病、血脂异常、冠心病、脑卒中或肾脏病的家族史。

2. 病程

患高血压的时间，血压最高水平，是否接受过降压治疗及其疗效与副作用。

3. 症状及既往史

目前及既往有无冠心病、心力衰竭、脑血管病、外周血管病、糖尿病、痛风、血脂异常、支气管哮喘、睡眠呼吸暂停综合征、性功能异常和肾脏疾病等症状及治疗情况。

4. 有无提示继发性高血压的症状

例如肾炎史或贫血史，提示肾实质性高血压；有无肌无力、发作性软瘫等低血钾表现，提示原发性醛固酮增多症；有无阵发性头痛、心悸、多汗提示嗜铬细胞瘤。

5. 生活方式

膳食脂肪、盐、酒摄入量，吸烟支数，体力活动量以及体重变化等情况。

6. 药物引起高血压

是否服用使血压升高的药物，例如口服避孕药、生胃酮、滴鼻药、可卡因、安非他明、类固醇、非甾体类抗炎药、促红细胞生长素、环孢菌素以及中药甘草等。

7. 心理社会因素

包括家庭情况、工作环境、文化程度及有无精神创伤史。

（二）体格检查

仔细的体格检查有助于发现继发性高血压线索和靶器官损害情况，体格检查包括：正确测量血压和心率，必要时测定立卧位血压和四肢血压；测量体重指数、腰围及臀围；观察有无库欣面容、神经纤维瘤性皮肤斑、甲状腺功能亢进性突眼征或下肢水肿；听诊颈动脉、胸主动脉、腹部动脉和股动脉有无杂音；触诊甲状腺；全面的心肺检查；检查腹部有无肾脏增大（多囊肾）或肿块，检查四肢动脉搏动和神经系统体征。

（三）实验室检查

1. 基本项目

血生化（钾、空腹血糖、血清总胆固醇、甘油三酯、高密度脂蛋白胆固醇、低密度脂蛋白胆固醇和尿酸、肌酐）；全血细胞计数、血红蛋白和血细胞比容；尿液分析（尿蛋白、糖和尿沉渣镜检）；心电图。

2. 推荐项目

24 小时动态血压监测（ABPM）、超声心动图、颈动脉超声、餐后血糖（当空腹血糖 ≥6.1mmol 时测定）、同型半胱氨酸、尿白蛋白定量（糖尿病患者必查项目）、尿蛋白定量（用于尿常规检查蛋白阳性者）、眼底、胸片、脉搏波传导速度（PWV）以及踝臂血压指数（ABI）等。

3. 选择项目

对怀疑继发性高血压患者，根据需要可以分别选择以下检查项目：血浆肾素活性、血和尿醛固酮、血和尿皮质醇、血游离甲氧基肾上腺素（MN）及甲氧基去甲肾上腺素（NMN）、血和尿儿茶酚胺、动脉造影、肾和肾上腺超声、CT 或 MRI、睡眠呼吸监测等。对有合并症的高血压患者，进行相应的脑功能、心功能和肾功能检查。

（四）血压测量

血压测量是评估血压水平、诊断高血压以及观察降压疗效的主要手段。目前，在临床和人群防治工作中，主要采用诊室血压、动态血压以及家庭血压三种方法。

诊室血压由医护人员在诊室按统一规范进行测量，目前仍是评估血压水平和临床诊断高血压并进行分级的常用方法。动态血压监测（ABPM）则通常由自动的血压测量仪器完成，测量次数较多，无测量者误差，可避免白大衣效应，并可测量夜间睡眠期间的血压，因此，既可更准确地测量血压，也可评估血压短时变异和昼夜节律。家庭血压监测（HBPM）通常由被测量者自我完成，这时又称自测血压或家庭自测血压，但也可由家庭成员等协助完成。因为测量在熟悉的家庭环境中进行，因而，也可以避免白大衣效应。家庭血压监测还可用于评估数日、数周甚至数月、数年血压的长期变异或降压治疗效应，而且有助于增强患者的参与意识，改善患者的治疗依从性。

诊室血压与动态血压相比更易实现，与家庭血压相比更易控制质量，因此，仍是目前评估血压水平的主要方法。但如果能够进行 24 小时动态血压监测，可以 24 小时动态血压为诊治依据。

1. 诊室血压

具体方法和要求如下：

（1）选择符合计量标准的水银柱血压计，或者经过验证（BHS 和 AAMI、ESH）的电子血压计。

（2）使用大小合适的气囊袖带，气囊至少应包裹 80% 上臂。大多数成年人的臂围 25～35cm，可使用气囊长 22～26cm、宽 12cm 的标准规格袖带（目前国内商品水银柱血压计的气囊的规格：长 22cm，宽 12cm）。肥胖者或臂围大者应使用大规格气囊袖带，儿童应使用小规格气囊袖带。

（3）测血压前，受试者应至少坐位安静休息 5 分钟，30 分钟内禁止吸烟或饮咖啡，排空膀胱。

（4）受试者取坐位，最好坐靠背椅，裸露上臂，上臂与心脏处在同一水平。如果怀疑外周血管病，首次就诊时应测量左、右上臂血压，以后通常测量较高读数一侧的上臂血压。特殊情况下可以取卧位或站立位，老年人、糖尿病患者及出现体位性低血压情况者，应加测站立位血压，站立位血压应在卧位改为站立位后 1 分钟和 5 分钟时测量。

（5）将袖带紧贴缚在被测者的上臂，袖带的下缘应在肘弯上 2.5cm，将听诊器探头置于肱动脉搏动处。

（6）使用水银柱血压计测压时，快速充气，使气囊内压力达到桡动脉搏动消失后，再升高 30mmHg，然后以恒定的速率（2～6mmHg/s）缓慢放气。心率缓慢者，放气速率应更慢些。获得舒张压读数后，快速放气至零。

（7）在放气过程中仔细听取柯氏音，观察柯氏音第 I 时相（第一音）和第 V 时相（消失音）水银柱凸面的垂直高度，复测量，取 2 次读数的平均值记录。如果收缩压或舒张压的 2 次读数相差 5mmHg 以度，收缩压读数取柯氏音第 I 时相，舒张压读数取柯氏音第 V 时相。12 岁以下儿童、妊娠妇女、严重贫血、甲状腺功能亢进、主动脉瓣关闭不全及柯氏音不消失者可以柯氏音第 IV 时相（变音）为舒张压。

（8）血压单位在临床使用时采用毫米汞柱（mmHg），在我国正式出版物中注明毫米汞柱与千帕斯卡（kPa）的换算关系，1mmHg = 0.133kPa。

（9）应相隔 1～2 分钟再次测量，取 3 次读数的平均值记录。

（10）使用水银柱血压计测压读取血压数值时，末位数值只能为 0、2、4、6、8，不能出现 1、3、5、7、9，并应注意避免末位数偏好。

2. 家庭血压

家庭血压监测需要选择合适的血压测量仪器，并进行血压测量知识与技能培训：

（1）使用经过验证的上臂式全自动或半自动电子血压计（BHS 和 AAMI、ESH）。

（2）家庭血压值一般低于诊室血压值，高血压的诊断标准为 135/85mmHg，与诊室血压的 140/90mmHg 相对应。

（3）测量方案：目前还没有一致方案。一般情况建议，每天早晨和晚上测量血压，每次测 2～3 遍，取平均值；血压控制平稳者，可每周 1 天测量血压。对初诊高血压或血压不稳定的高血压患者，建议连续家庭测量血压 7 天（至少 3 天），每天早晚各一次，每次测量 2～3 遍，取后 6 天血压平均值作为参考值。

（4）家庭血压适用于：一般高血压患者的血压监测，白大衣高血压识别，难治性高血压的鉴别，评价长时血压变异，辅助降压疗效评价，预测心血管风险及预后等。

（5）最好能够详细记录每次测量血压的日期、时间以及所有血压读数，而不是只记录平均值，应尽可能向医生提供完整的血压记录。

（6）家庭血压监测是观察数日、数周甚至数月、数年间长期变异情况的可行方法，未来通过无线通信与互联网为基础的远程控制系统将可实现血压的实时、数字化监测。

（7）对于精神高度焦虑患者，不建议自测血压。

（五）评估靶器官损害

高血压患者靶器官损伤（心、脑、肾、血管等）的识别，对于评估患者心血管风险，早期积极治疗具有重要意义。在高血压到最终发生心血管事件的整个疾病过程中，亚临床靶器官损伤是极其重要的中间环节。采用相对简便、花费较少、易于推广的检查手段，在高血压患者中检出无症状性亚临床靶器官损害是高血压诊断评估的重要内容。

1. 心脏

心电图检查可以发现左心室肥厚、心肌缺血、心脏传导阻滞或心律失常。近来有报道，aVL 导联 R 波电压与左心室重量指数密切相关，甚至在高血压不伴有心电图左心室肥厚时，也可以预测心血管事件的发生。胸部 X 线检查，可以了解心脏轮廓、大动脉及肺循环情况。超声心动图，在诊断左心室肥厚和舒张期心力衰竭方面优于心电图。必要时采用其他诊断方法：心脏磁共振成像（MRI）和磁共振血管造影（MRA），计算机断层扫描冠状动脉造影（CTA），心脏同位素显像，运动试验或冠状动脉造影等。

2. 血管

颈动脉内膜中层厚度（IMT）和粥样斑块可独立于血压水平预测心血管事件。大动脉硬度增加预测并评估心血管风险的证据日益增多。多项研究证实，脉搏波传导速度（PWV）增快是心血管事件的独立预测因素。踝/臂血压指数（ABI），能有效筛查外周动脉疾病，评估心血管风险。

3. 肾脏

肾脏损害主要根据血清肌酐升高，估算的肾小球滤过率（GFR）降低或尿白蛋白排出量（UAE）增加。微量白蛋白尿，已被证实是心血管事件的独立预测因素。高血压患者尤其合并糖尿病患者应定期检查尿白蛋白排泄量，24 小时尿白蛋白排泄量或晨尿白蛋白/肌酐比值为最佳，随机尿白蛋白/肌酐比值也可接受。估算的肾小球滤过率（eGFR）是一项判断肾脏功能的简便而且敏感的指标，可采用"肾脏病膳食改善试验（MDRD）"公式，或者我国学者提出的 MDRD 改良公式来计算。eGFR 降低与心血管事件发生之间存在着强相关性。血清尿酸水平增高，对心血管风险可能也有一定预测价值。

4. 眼底

视网膜动脉病变可反映小血管病变情况。常规眼底镜检查的高血压眼底改变，按 Keith – Wagener 和 Backer 四级分类法，3 级或 4 级高血压眼底对判断预后有价值，高分辨率眼底成像系统有望成为检查眼底小血管病变的工具。

5. 脑

头颅 MRA 或 CTA 有助于发现腔隙性病灶或脑血管狭窄、钙化和斑块病变。经颅多普勒超声（TCD）对诊断脑血管痉挛、狭窄或闭塞有一定帮助。目前认知功能的筛查评估主要采用简易精神状态量表（MMSE）。

六、高血压分类与危险分层

（一）按高血压水平分类

目前我国采用正常血压（收缩压 < 120mmHg 和舒张压 < 80mmHg）、正常高值（收缩压 120 ～ 139mmHg 和/或舒张压 80 ～ 89mmHg）和高血压（收缩压

≥140mmHg 和/或舒张压≥90mmHg）进行血压水平分类，以上分类适用于男、女性，18 岁以上任何年龄的成人。

将血压水平 120～139/80～89mmHg 定为正常高值，是根据我国流行病学调查研究数据的结果确定。血压水平 120～139/80～89mmHg 人群，10 年后心血管风险比血压水平 110/75mmHg 的人群增加 1 倍以上；血压 120～129/80～84mmHg 和 130～139/85～89mmHg 的中年人群，10 年后分别有 45% 和 64% 成为高血压患者。

高血压定义为：在未使用降压药物的情况下，非同日 3 次测量血压，收缩压≥140mmHg 和/或舒张压≥90mmHg。收缩压≥140mmHg 和舒张压 ＜90mmHg 为单纯性收缩期高血压。患者既往有高血压史，目前正在使用降压药物，血压虽然低于 140/90mmHg，也诊断为高血压。根据血压升高水平，又进一步将高血压分为 1 级、2 级和 3 级（表 1）。

由于诊室血压测量的次数较少，血压又具有明显波动性，在不能进行 24 小时动态血压监测时，需要数周内多次测量来判断血压升高情况，尤其对于轻、中度血压升高，如有条件，应进行 24 小时动态血压监测或家庭血压监测。

（二）按心血管风险分层

脑卒中、心肌梗死等严重心脑血管事件是否发生、何时发生难以预测，但发生心脑血管事件的风险水平不仅可以评估，也应该评估。高血压及血压水平是影响心血管事件发生和预后的独立危险因素，但是并非唯一决定因素，大部分高血压患者还有血压升高以外的心血管危险因素。因此，高血压患者的诊断和治疗不能只根据血压水平，必须对患者进行心血管风险的评估并分层。高血压患者的心血管风险分层，有利于确定启动降压治疗的时机，有利于采用优化的降压治疗方案，有利于确立合适的血压控制目标，有利于实施危险因素的综合管理。

本书仍采用 2010 年指南的分层原则和基本内容，将高血压患者按心血管风险水平分为低危、中危、高危和很高危四个层次，见表 2。

表 2　高血压患者心血管风险水平分层

其他危险因素和病史	血压（mmHg）		
	1 级高血压 SBP 140～159 或 DBP 90～99	2 级高血压 SBP160～179 DBP 或 100～109	3 级高血压 SBP≥180 或 DBP≥110
无	低危	中危	高危
1～2 个其他危险因素	中危	中危	很高危
≥3 个其他危险因素，或靶器官损害	高危	高危	很高危
临床并发症或合并糖尿病	很高危	很高危	很高危

七、诊断与鉴别诊断

高血压病的诊断应包括以下内容：①确诊高血压，即血压是否确实高于正常。②除外症状性高血压。③高血压分期、分级。④重要脏器心、脑、肾功能估计。⑤有无合并可影响高血压病病情发展和治疗的情况，如冠心病、糖尿病、高脂血症、高尿酸血症、慢性呼吸道疾病等。

由于血压的波动性，应至少 2 次在非同日静息状态下测得血压升高时方可诊断高血压，而血压值应以连续测量 3 次的平均值计，须注意情绪激动、体力活动时会引起一时性的血压升高，被测者手臂过粗周径大于 35cm 时，明显动脉粥样硬化者气袖法测得的血压可高于实际血压。近年来"白大衣高血压"（white coat hypertension）引起人们的注意，由于环境刺激在诊所测得的血压值高于正常，而实际并无高血压。白大衣高血压的发生率各家报道不一，约在 30% 左右。当诊断有疑问时可做冷加压试验，高血压病人收缩压增高35mmHg 以上而舒张压增高 25mmHg 以上，为明确诊断尚可做动态血压监测。

对突然发生明显高血压（尤其是青年人），高血压时伴有心悸、多汗、乏力或其他一些高血压病不常见的症状，上下肢血压明显不一致，腹部、腰部有血管杂音的病人应考虑继发性高血压的可能性，需做进一步的检查以鉴别。此外，也要注意与主动脉硬化、高动力循环状态、心排量增高时所致的收缩期高血压相鉴别。高血压患者均应做尿常规、肾功能、心电图、胸部 X 线检查、超声心动图、眼底等检查以了解重要脏器的功能，除有助于估计病情外，也有治疗的参考价值，如在合并心功能不全者，可选用利尿剂、血管紧张素转化酶抑制剂、β－受体阻滞剂，合并糖尿病者可选用血管紧张素转化酶抑制剂、血管紧张素受体阻断剂等。

八、高血压的治疗

（一）治疗目标

目前，全国统一的医疗服务与保障体系尚未建成，而各省、市、自治区之间的经济与社会发展水平又存在很大差异，因此，2010 版中国高血压防治指南设定标准、基本两个治疗目标。

标准目标：对检出的高血压患者，在非药物治疗的基础上，使用指南推荐的起始与维持抗高血压药物，特别是那些每日 1 次使用能够控制 24 小时血压的降压药物，使血压达到治疗目标；同时，控制其他的可逆性危险因素，并对检出的亚临床靶器官损害和临床疾病进行有效干预。

基本目标：对检出的高血压患者，在非药物治疗的基础上，使用国家食品与药品监督管理局审核批准的任何安全有效的抗高血压药物，包括短效药物每日 2～3 次使用，使血压达到治疗目标；同时，尽可能控制其他的可逆性危险因素，并对检出的亚临床靶器官损害和临床疾病进行有效干预。

高血压治疗的基本原则

●高血压是一种以动脉血压持续升高为特征的进行性"心血管综合征"，常伴有其他危险因素、靶器官损害或临床疾患，需要进行综合干预。

●抗高血压治疗包括非药物和药物两种方法，大多数患者需长期甚至终身坚持治疗。

●定期测量血压；规范治疗，改善治疗依从性，尽可能实现降压达标；坚持长期平稳有效地控制血压。

治疗高血压的主要目的是最大程度地降低心脑血管并发症发生和死亡的总体危险，因此，应在治疗高血压的同时，干预所有其他的可逆性心血管危险因素（如吸烟、高胆固醇血症或糖尿病等），并适当处理同时存在的各种临床情况。危险因素越多，其程度越严重，若还兼有临床情况，则心血管病的绝对危险就越高，对这些危险因素的干预力度也应越大。

心血管危险与血压之间的关系在很大范围内呈连续性，即便在低于140/90mmHg的所谓正常血压范围内也没有明显的最低危险阈值。因此，应尽可能实现降压达标。

最近，对既往的抗高血压临床试验进行汇总分析后发现，在高危患者中，虽然经过降压、调脂及其他危险因素的干预，患者的心血管"残余危险"仍然很高。为了改变这种局面，需要进行更早期的有效干预，即对低、中危患者进行更积极治疗，并对检出的各种亚临床靶器官损害进行有效治疗，以预防或延缓此类患者的疾病发展进入高危阶段。

对血压处于正常高值范围的人群，降压治疗可以预防或延缓高血压发生，但降压治疗是否能够降低心脑血管并发症的风险，尚需进行大规模临床试验研究。

高血压患者的降压目标：在患者能耐受的情况下，逐步降压达标。一般高血压患者，应将血压（收缩压/舒张压）降至140/90mmHg以下；65岁及以上的老年人的收缩压应控制在150mmHg以下，如能耐受还可进一步降低；伴有肾脏疾病、糖尿病或病情稳定的冠心病的高血压患者治疗更宜个体化，一般可以将血压降至130/80mmHg以下，脑卒中后的高血压患者一般血压目标为<140/90mmHg。处于急性期的冠心病或脑卒中患者，应按照相关指南进行血压管理。舒张压低于60mmHg的冠心病患者，应在密切监测血压的情况下逐渐实现降压达标。

（二）治疗策略

1. 按低危、中危、高危及很高危分层

应全面评估患者的总体危险，并在危险分层的基础上做出治疗决策。

很高危病人：立即开始对高血压及并存的危险因素和临床情况进行综合治疗；

高危病人：立即开始对高血压及并存的危险因素和临床情况进行药物治疗；

中危病人：先对患者的血压及其他危险因素进行为期数周的观察，评估靶器官损害情况，然后，决定是否以及何时开始药物治疗。

低危病人：对患者进行较长时间的观察，反复测量血压，尽可能进行 24 小时动态血压监测，评估靶器官损害情况，然后，决定是否以及何时开始药物治疗。

初诊高血压患者的评估及监测程序见下图。

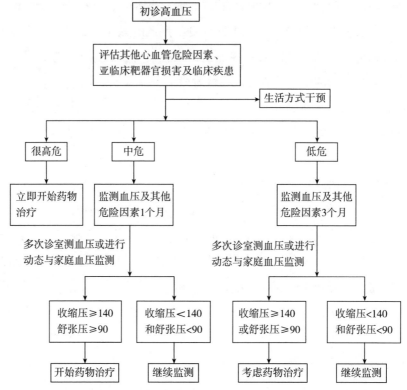

注明：动态血压的诊断标准为24小时平均值收缩压>130mmHg或舒张压>80mmHg，或家庭自测血压平均值收缩压>135mmHg或舒张压>85mmHg。

（三）非药物治疗（生活方式干预）

在本书中，非药物治疗主要指生活方式干预，即去除不利于身体和心理健康的行为和习惯。它不仅可以预防或延迟高血压的发生，还可以降低血压，提高降压药物的疗效，从而降低心血管风险。具体内容简述如下：

1. 减少钠盐摄入

钠盐可显著升高血压和增加高血压的发病风险，而钾盐则可对抗钠盐升高血压的作用。我国各地居民的钠盐摄入量均显著高于目前世界卫生组织每日应少于 6g 的推荐，而钾盐摄入则严重不足。因此，所有高血压患者均应采取各种措施，尽可能减少钠盐的摄入量，并增加食物中钾盐的摄入量。主要措施包括：尽可能减少烹调用盐，建议使用可定量的盐勺；减少味精、酱油等含钠盐的调味品用量；少食或不食含钠盐量较高的各类加工食品，如咸菜、火腿、香肠以及各类炒货；增加蔬菜和水果的摄入量；肾功能良好者，使用含钾的烹调用盐。

2. 控制体重

超重和肥胖是导致血压升高的重要原因之一，而以腹部脂肪堆积为典型特征的中心性肥胖还会进一步增加高血压等心血管与代谢性疾病的风险，适当降低升高的体重，减少体内脂肪含量，可显著降低血压。

最有效的减重措施是控制能量摄入和增加体力活动。在饮食方面要遵循平衡膳食的原则，控制高热量食物（高脂肪食物、含糖饮料及酒类等）的摄入，适当控制主食（碳水化合物）用量。在运动方面，规律的、中等强度的有氧运动是控制体重的有效方法。减重的速度因人而异，通常以每周减重 0.5 ~ 1kg 为宜。对于非药物措施减重效果不理想的重度肥胖患者，应在医生指导下，使用减肥药物控制体重。

3. 不吸烟

吸烟是一种不健康行为，是心血管病和癌症的主要危险因素之一。被动吸烟也会显著增加心血管疾病危险。吸烟可导致血管内皮损害，显著增加高血压患者发生动脉粥样硬化性疾病的风险。戒烟的益处十分肯定，而且任何年龄戒烟均能获益。烟草依赖是一种慢性成瘾性疾病，不仅戒断困难，复发率也很高。因此，医生应强烈建议并督促高血压患者戒烟，并鼓励患者寻求药物辅助戒烟（使用尼古丁替代品、安非他酮缓释片和伐尼克兰等），同时也应对戒烟成功者进行随访和监督，避免复吸。

4. 限制饮酒

长期大量饮酒可导致血压升高，限制饮酒量则可显著降低高血压的发病风险。我国男性长期大量饮酒者较多，在畲族等几个少数民族女性也有饮酒的习惯，所有研究者均应控制饮酒量。每日酒精摄入量男性不应超过 25g，女性不应超过 15g。不提倡高血压患者饮酒，如饮酒，则应少量：白酒、葡萄酒（或米酒）与啤酒的量分别少于 50ml，100ml，300ml。

5. 体育运动

一般的体力活动可增加能量消耗，对健康十分有益。而定期的体育锻炼则可产生重要的治疗作用，可降低血压、改善糖代谢等。因此，建议每天应进行适当的 30 分钟左右的体力活动；而每周则应有 1 次以上的有氧体育锻炼，如步行、慢跑、骑车、游泳、做健美操、跳舞和非比赛性划船等。典型的体力活动计划包括三个阶段：①5 ~ 10 分钟的轻度热身活动；②20 ~ 30 分钟的耐力活动或有氧运动；③放松阶段，约 5 分钟，逐渐减少用力，使心脑血管系统的反应和身体产热功能逐渐稳定下来。运动的形式和运动量均应根据个人的兴趣、身体状况而定。

根据上述建议防治高血压非药物措施归纳于表 3。

表 3　高血压非药物治疗措施及效果

内容	目标	手段措施	收缩压下降范围
减少钠盐摄入	每人每日食盐量逐步降至 6g	日常生活中食盐主要来源为腌制、卤制、泡制的食品以及烹饪用盐，应尽量少用上述食品；建议在烹调时尽可能用量具（如盐勺）称量加用的食盐；用替代产品，如代用盐、食醋等	2 ~ 8mmHg
规律运动	强度：中等量；每周 3 ~ 5 次；每次持续 30 分钟左右	运动的形式可以根据自己的爱好灵活选择，步行、快走、慢跑、游泳、气功、太极拳等均可；应注意量力而行，循序渐进。运动的强度可通过心率来反映，可参考脉率公式；目标对象为没有严重心血管病的患者	4 ~ 9mmHg
合理膳食	营养均衡	食用油，包括植物油（素油）每人 <0.5 两/日；少吃或不吃肥肉和动物内脏；其他动物性食品也不应超过 1 ~ 2 两/日；多吃蔬菜、水果，蔬菜每日 400 ~ 500g，水果 100g；每人每周可吃蛋类 5 个；适量豆制品或鱼类；奶类每日 250g	8 ~ 14mmHg

内容	目标	手段措施	收缩压下降范围
控制体重	BMI（kg/m²）＜24；腰围：男性＜90cm；女性＜85cm	减少总的食物摄入量；增加足够的活动量；肥胖者若非药物治疗效果不理想，可考虑辅助用减肥药物	5～20mmHg/减重10kg
戒烟	彻底戒烟，避免被动吸烟	宣传吸烟危害与戒烟的益处；为有意戒烟者提供戒烟帮助。一般推荐采用突然戒烟法，在戒烟日完全戒烟；戒烟咨询与戒烟药物结合；公共场所禁烟；避免被动吸烟。	—
限制饮酒	每天白酒＜1两、葡萄酒＜2两、啤酒＜5两	宣传过量饮酒的危害；过量饮酒易患高血压；高血压患者不提倡饮酒；如饮酒，则少量；酗酒者逐渐减量；酒瘾严重者，可借助药物	2～4mmHg

6. 减轻精神压力，保持心理平衡

心理或精神压力引起心理应激（反应），即人体对环境中心理和生理因素的刺激做出的反应。长期、过量的心理反应，尤其是负性的心理反应会显著增加心血管风险。精神压力增加的主要原因包括过度的工作和生活压力以及病态心理，包括抑郁症、焦虑症、A型性格（一种以敌意、好胜和妒忌心理及时间紧迫感为特征的性格）、社会孤立和缺乏社会支持等。应采取各种措施，帮助患者预防和缓解精神压力以及纠正和治疗病态心理，必要时建议患者寻求专业心理辅导或治疗。

（四）高血压的药物治疗

1. 降压的目的和平稳达标

（1）降压治疗的目的：对高血压患者实施降压药物治疗的目的是，通过降低血压，有效预防或延迟脑卒中、心肌梗死、心力衰竭、肾功能不全等心脑血管并发症发生；有效控制高血压的疾病进程，预防高血压急症、亚急症等重症高血压发生。较早进行的以舒张压（90mmHg）为入选标准的降压治疗试验显示，舒张压每降低 5mmHg（收缩压降低 10mmHg）可使脑卒中和缺血性心脏病的风险分别降低 40% 和 14%；稍后进行的单纯收缩期高血压（收缩压 160mmHg，舒张压 90mmHg）降压治疗试验显示，收缩压每降低 10mmHg

（4mmHg）可使脑卒中（缺血性心脏病）的风险降低30%（23%）。

（2）降压达标的方式：将血压降低到目标水平，可以显著降低心脑血管并发症的风险。但在达到上述治疗目标后，进一步降低血压是否仍能获益，尚不确定。有研究显示，将冠心病患者的舒张压降低到60mmHg以下时，可能会增加心血管事件的风险。

应及时将血压降低到上述目标血压水平，但并非越快越好，大多数高血压病患者应根据病情在数周至数月内将血压逐渐降至目标水平。年轻、病程较短的高血压患者，降压速度可快一点；但老年人、病程较长或已有靶器官损害或并发症的患者，降压速度则应慢一点。

（3）降压药物治疗的时机：高危、很高危或3级高血压患者，应立即开始降压药物治疗。确诊的2级高血压患者，应考虑开始药物治疗；1级高血压患者，可在生活方式干预数周后，血压仍≥140/90mmHg时，再开始降压药物治疗。

2. 降压药物应用的基本原则

降压治疗药物应用应遵循以下4项原则，即小剂量开始，优先选择长效制剂，联合应用及个体化。

（1）小剂量：初始治疗时通常应采用较小的有效治疗剂量，并根据需要，逐步增加剂量。降压药物需要长期或终身应用，药物的安全性和患者的耐受性，重要性不亚于或甚至更胜过药物的疗效。

（2）尽量应用长效制剂：尽可能使用一天一次给药而有持续24小时降压作用的长效药物，以有效控制夜间血压与晨峰血压，更有效预防心脑血管并发症发生。如使用中、短效制剂，则需每天2~3次用药，以达到平稳控制血压。

（3）联合用药：以增加降压效果又不增加不良反应，在低剂量单药治疗疗效不满意时，可以采用两种或多种降压药物联合治疗。事实上，2级以上高血压为达到目标血压常需联合治疗。对血压≥160/100mmHg或中危及以上患者，起始即可采用小剂量两种药联合治疗，或用小剂量固定复方制剂。

（4）个体化：根据患者具体情况和耐受性及个人意愿或长期承受能力，选择适合患者的降压药物。

3. 常用降压药物的种类和作用特点

（1）用药原则

①各种降压药物有其各自的药理学特点，临床上应根据患者的年龄、高血压的程度和分期，有无并发症或者夹杂症（糖尿病、高血脂、心绞痛等）以及用药后的反应选择用药。

②对缓进型高血压，应该从小剂量开始用，逐渐加量，达效后再以维持量巩固疗效，防止血压回升。

③大多数患者需坚持长期用药，如无必要，不应突然停药或者换药。

④对于高血压重度增高多年的患者，由于外周小动脉已产生器质性改变，此时不宜降压过低或过快，以免引发脑血管意外，冠状动脉血栓形成以及肾功能不全。

⑤高血压患者靶器官损害与昼夜 24 小时血压的关系密切，治疗上以 24 小时平稳降压为要，可首选长效的北京降压 0 号、拜心通、代文或络活喜等药，这些药物的特点是作用慢，持续时间长。另外随身挟带心痛定，在有头晕症状（血压高时）取一片舌下含化，能快速降低血压。

⑥对于老年人的单纯收缩期高血压，应从小剂量开始谨慎使用降压药物，一般是收缩压控制在 $140 \sim 160 \mathrm{mmHg}$ 为宜，可选用钙离子拮抗剂或者转换酶抑制剂，避免使用 α - 受体阻滞剂、可乐宁。

（2）常用降压药

①Ca^{2+} 拮抗剂：

［药理特点］阻滞 Ca^{2+} 进入平滑肌细胞，抑制血管平滑肌收缩，减低周围动脉阻力，减少心肌氧耗。

［适应证］用于轻中度高血压，多可满意控制血压，对重度高血压患者，可合用其他降压药物，尤其适用于合并冠心病心绞痛或者高心病的患者，维拉帕米和地尔硫卓并适用于伴房性心律失常的患者。

［禁忌证］孕妇忌用，窦房结功能低下或者心脏传导阻滞者慎用维拉帕米和地尔硫卓。

［不良反应］颜面潮红、头痛、眩晕、心悸、体位性低血压、胃肠道不适。

代表药物有尼群地平、尼莫地平（20～40mg，3 次/日）、硝苯地平（硝苯吡啶、心痛定、拜心通）、维拉帕米（40～80mg，3 次/日）、地尔硫卓（30～60mg，3 次/日）、络活喜等。

尼群地平：

[用法] 10mg/次，1～3 次/日，口服。

[规格] 胶囊剂或者片剂，如：10mg×100 片/瓶，西安利君方圆制药有限责任公司；10mg×100 片/瓶，浙江万马药业有限公司。

硝苯地平片：

[用法] 普通：5～10mg/次，1～3 次/日，口服。

缓释片：20～30mg/次，1～2 次/日，口服。口服后约 6 小时达平台，血压波动小，作用可持续 24 小时。

[规格] 普通：5～10mg，胶囊剂或者片剂。如：10mg×100 片/瓶，西安利君方圆制药有限责任公司、浙江万马药业有限公司等。

缓释片：20～30mg，胶囊剂或者片剂。拜心通：30mg×7 粒/瓶，胶囊剂，拜耳公司。

络活喜（苯磺酸氨氯地平片）：

[用法] 5～10mg/次，1 次/日，口服。半衰期长，可持续 24 小时，有利于保护血管。

[规格] 5mg×7 片/盒，美国辉瑞制药。

②肾素－血管紧张素转化酶抑制剂（ACE）：

[药理特点] 抑制血管紧张素 I 转变为血管紧张素 II，减慢扩血管的缓激肽降解，促进扩血管的前列腺素释放。

[适应证] 可用于各种程度的高血压，对伴有心衰、左室肥大、心梗后、糖尿病肾病蛋白尿等并发症以及血浆肾素活性增高的患者尤为适宜。可配合利尿剂、Ca^{2+} 拮抗剂。

[禁忌证] 高血钾、双侧肾动脉狭窄。

[不良反应] 头晕、恶心、干咳。

主要药物有卡托普利、依那普利、络汀新等。

依那普利：

［用法］5 ~ 10mg/次，1 ~ 2 次/日，口服。

［规格］10mg × 16/盒，5mg × 16/盒，胶囊剂或者片剂，山西亚宝药业集团。

络汀新（盐酸贝那普利）：

［用法］10 ~ 20mg/次，1 次/日，口服。

［规格］10mg × 14 片/盒、5mg × 14 片/盒，薄膜衣片，北京诺华制药有限公司。

③β - 受体阻滞剂：

［药理特点］具负性肌力作用，可减慢心率，降低心肌收缩力、心排血量和血浆肾素活性。

［适应证］可作为轻中度高血压的首选药，并可改善心肌供血，尤其适用于伴有高动力循环者（如甲亢）。

［禁忌证］严重心力衰竭、心动过缓、心传导阻滞、周围性动脉病患者（雷诺现象）、阻塞性呼吸道（支气管痉挛）疾患。

［不良反应］心力衰竭、心动过缓、支气管痉挛、雷诺现象、腹泻、抽搐、头晕乏力。另外本药可引起增高血浆甘油三酯和降低高密度脂蛋白胆固醇水平，对血脂异常者慎用，冠心病患者突然停药可诱发心绞痛。

代表药物有美多心安（倍他乐克）、普奈洛尔（心得安）、阿替洛尔等。

倍他乐克（美托洛尔）：

［用法］用于高血压病，开始时 50 ~ 100mg/次，1 次/日，维持量为 100 ~ 200mg/次，1 次/日，必要时增至每日 400mg，早晚分服。

急性心肌梗死：主张在早期，即最初的几小时内使用，因为即刻使用在未能溶栓的患者中可减小梗死范围、降低短期（15 天）死亡率（此作用在用药后 24 小时即出现）。在已经溶栓的患者中可降低再梗死率与再缺血率，若在 2 小时内用药还可以降低死亡率。一般用法：可先静脉注射美托洛尔一次 2.5 ~ 5mg（2 分钟内），每 5 分钟一次，共 3 次总剂量为 10 ~ 15mg。之后 15 分钟开始口服 25 ~ 50mg，每 6 ~ 12 小时 1 次，共 24 ~ 48 小时，然后口服一次 50 ~ 100mg，1 日 2 次。

不稳定性心绞痛：也主张早期使用，用法与用量可参照急性心肌梗死。急性心肌梗死发生心房颤动时若无禁忌可静脉使用美托洛尔，其方法同上。心肌梗死后若无禁忌应长期使用，因为已经证明这样做可以降低心源性死亡率，包括猝死。一般一次 50～100mg，1 日 2 次。在治疗心绞痛、心律失常、肥厚型心肌病、甲状腺功能亢进等症时一般 1 次 25～50mg，1 日 2～3 次，或 1 次 100mg，1 日 2 次。

心力衰竭：应在使用洋地黄和（或）利尿剂等抗心力衰竭的治疗基础上使用本药。起初 1 次 6.25mg，1 日 2～3 次，以后视临床情况每数日至 1 周 1 次增加 6.25～12.5mg，1 日 2～3 次，最大剂量可用至 1 次 50～100mg，1 日 2 次。最大剂量 1 日不应超过 300～400mg。

［规格］片剂：每片 25mg，50mg，100mg。如：25mg×20 片/盒，阿斯利康制药。

④血管紧张素Ⅱ受体阻滞剂：

适应证同 ACE，但不引起干咳，主要药物有洛沙坦、缬沙坦等。

代文（缬沙坦）：

［用法］80～160mg/次，1 次/日。

［规格］80m×7 粒/盒，胶囊剂。北京诺华制药有限公司。

⑤其他：

利尿降压药：

可单用于轻度高血压或者伴有水肿者，更常与其他药物合用。不良反应：电解质紊乱，血糖和血尿酸、胆固醇增高。禁忌证：低钾、糖尿病、高尿酸血症、原发性醛固酮增多症、肾功能不全。主要有双氢克尿噻（25mg/次，1～2次/日）和保钾利尿药安体舒通（螺内酯，20mg/次，2 次/日）、氨苯蝶啶（50mg/次，2 次/日）等。

α-受体阻滞剂：

如：酚妥拉明，对 α_1 和 α_2 受体均有阻滞作用，在降压的同时可改善微循环。

直接血管扩张剂：

双肼屈嗪，多与其他降压药合用于中重度高血压患者；硝普钠，多用于高血压危象。

周围交感神经抑制剂：

如利血平，多与其他药物合用，适用于心率快、精神紧张的患者。

中枢神经和交感神经抑制剂：

如可乐宁，多用于中重度高血压或者高血压危象。

⑥复合制剂：

复方降压片、北京降压 0 号等。

复方降压片（复方利血平片）：

［组成］由利血平、双肼苯哒嗪、双氢克尿噻组成。

［禁忌证］胃与十二指肠溃疡者慎用，对活动性溃疡患者忌用。

［用法］1~2 片/次，3 次/日，口服。

［规格］片剂，12 片×2 板/盒，北京双鹤药业。

北京降压 0 号：

［组成］由利血平、双肼屈嗪、双氢克尿噻和氨苯蝶啶等药组成。

［禁忌证］胃与十二指肠溃疡者慎用，对活动性溃疡患者忌用。

［不良反应］偶引起恶心、头胀、乏力、鼻塞、嗜睡。

［用法］1 片/次，1 次/日，口服。

［规格］10 片和 30 片/盒，片剂，北京双鹤药业。

表 4　降压药种类的临床选择

分类	适应证	禁忌证	
		绝对禁忌证	相对禁忌证
钙通道阻滞剂（二氢吡啶类）	老年高血压 周围血管病 单纯收缩期高血压 稳定性心绞痛 颈动脉粥样硬化 冠状动脉粥样硬化	无	快速型心律失常，心力衰竭
钙通道阻滞剂（非二氢吡啶类）	心绞痛 颈动脉粥样硬化 室上性心动过速	房室传导阻滞	心力衰竭

续表

分类	适应证	禁忌证	
		绝对禁忌证	相对禁忌证
血管紧张素转换酶抑制剂	心力衰竭 心肌梗死后 左室肥厚 左室功能不全 颈动脉粥样硬化 非糖尿病肾病 糖尿病肾病 蛋白尿/微量白蛋白尿 代谢综合征	妊娠 高血钾 双侧肾动脉狭窄	
血管紧张素 II 受体阻滞剂	糖尿病肾病 蛋白尿/微量白蛋白尿 心力衰竭 左室肥厚 心房纤颤预防 ACEI 引起的咳嗽 代谢综合征	妊娠 高血钾 双侧肾动脉狭窄	
噻嗪类利尿剂	心力衰竭 老年高血压 高龄老年高血压 单纯收缩期高血压	痛风	妊娠
袢利尿剂	肾功能不全 心力衰竭		
利尿剂（醛固酮拮抗剂）	心力衰竭 心肌梗死后	肾功能衰竭 高血钾	
β－受体阻滞剂	心绞痛 心肌梗死后 快速性心律失常 稳定型充血性心力衰竭	II～III 度房室阻滞 哮喘	慢性阻塞性肺病 周围血管病 糖耐量低减 运动员
α－受体阻滞剂	前列腺增生 高血脂	体位性低血压	心力衰竭

4. 降压药的联合应用

（1）联合用药的意义：联合应用降压药物已成为降压治疗的基本方法。许多高血压患者，为了达到目标血压水平需要应用≥2 种降压药物。

（2）联合用药用的适应证：Ⅱ级高血压和（或）伴有多种危险因素、靶器官损害或临床疾患的高危人群，往往初始治疗即需要应用两种小剂量降压药物，如仍不能达到目标水平，可在原药基础上加量或可能需要 3 种，甚至 4 种以上降压药物。

（3）联合用药的方法：二药联合时，降压作用机制应具有互补性，因此，具有相加的降压作用，并可互相抵消或减轻不良反应。例如，在应用 ACEI 或 ARB 基础上加用小剂量噻嗪类利尿剂，降压效果可以达到甚至超过将原有的 ACEI 或 ARB 剂量翻倍的降压幅度。同样的，加用二氢吡啶类钙通道阻滞剂也有相似效果。联合用药方案（表 5）：

我国临床主要推荐应用的优化联合治疗方案是：D - CCB 加 ARB；D - CCB 加 ACEI；ARB 加噻嗪类利尿剂；ACEI 加噻嗪类利尿剂；D - CCB 噻嗪类利尿剂；D - CCB 加 β - 受体阻滞剂。

次要推荐使用的可接受联合治疗方案是：利尿剂加 β - 受体阻滞剂；α - 受体阻滞剂加 β - 受体阻滞剂；D - CCB 加保钾利尿剂；噻嗪类利尿剂加保钾利尿剂。

不常规推荐的但必要时可慎用的联合治疗方案是：ACEI 加 β - 受体阻滞剂；ARB 加 β - 受体阻滞剂；ACEI 加 ARB；中枢作用药加 β - 受体阻滞剂。

表 5　联合治疗方案推荐参考

优先推荐	一般推荐	不常规推荐
D - CCB + ARB	利尿剂 + β 受体阻滞剂	ACEI + β 受体阻滞剂
D - CCB + ACEI	α 受体阻滞剂 + β 受体阻滞剂	ARB + β 受体阻滞剂
ARB + 噻嗪类利尿剂	D - CCB + 保钾利尿剂	ACEI + ARB
ACEI + 噻嗪类利尿剂	噻嗪类利尿剂 + 保钾利尿剂	中枢作用药 + β 受体阻滞剂

D - CCB：二氢吡啶类钙通道阻滞剂；ACEI：血管紧张素转换酶抑制剂；ARB：血管紧张素受体拮抗剂。

（五）相关危险因素的处理

1. 调脂治疗

血脂异常是动脉粥样硬化性疾病的重要危险因素，高血压伴有血脂异常显著增加心血管病危险，高血压对我国人群的致病作用明显强于其他心血管病危险因素,《中国成人血脂异常防治指南》强调了在中国人群中高血压对血脂异常患者心血管综合危险分层的重要性。

ALLHAT 和 ASCOT 试验评估了合用他汀类药物治疗高血压的疗效。AS-COT 试验结果显示,调脂治疗是有益的,作为一级预防和二级预防分别使脑卒中风险降低 15% 和 30% 。国际完成的一系列他汀类治疗冠心病试验和我国完成的血脂康研究的结果表明,对冠心病合并高血压患者的二级预防能显著获益:明显减少冠心病事件及总死亡。他汀类药物调脂治疗对高血压或非高血压者预防心血管事件的效果相似,均能有效降低心脑血管事件,小剂量他汀用于高血压合并血脂异常患者的一级预防安全有效。作为一级预防,并非所有的高血压患者都须他汀类药物治疗。他汀类药物降脂治疗对心血管疾病危险分层为中、高危者可带来显著临床获益,但低危人群未见获益。基于安全性以及效益/费用比的考虑,低危人群一级预防使用他汀治疗仍应慎重。

对高血压合并血脂异常的患者,应同时采取积极的降压治疗以及适度的降脂治疗。调脂治疗参考建议如下:首先应强调治疗性生活方式改变,当严格实施治疗性生活方式 3~4 月后,血脂水平不能达到目标值,则考虑药物治疗,首选他汀类药物。血 TC 水平较低与脑出血的关系仍在争论中,需进一步研究。他汀类药物应用过程中应注意肝功能异常和肌肉疼痛等不良反应,需定期检测血常规、转氨酶(ALT 和 AST)和肌酸磷酸激酶(CK)。

2. 抗血小板治疗

阿司匹林在心脑血管疾病二级预防中的作用有大量临床研究证据支持,且已得到广泛认可,可有效降低严重心血管事件风险 25%,其中非致命性心肌梗死下降 1/3,非致命性脑卒中下降 1/4,所有血管事件下降 1/6。①高血压合并稳定型冠心病、心肌梗死、缺血性脑卒中或 TIA 史以及合并周围动脉粥样硬化疾病患者,需应用小剂量阿司匹林(100mg/d)进行二级预防。②合并血栓症急性发作如急性冠脉综合征、缺血性脑卒中或 TIA、闭塞性周围动脉粥样硬化症时,应按相关指南的推荐使用阿司匹林,通常在急性期可给予负荷剂量(300 mg/d),而后应用小剂量(100mg/d)作为二级预防。③高血压合并心房颤的高危患者宜用口服抗凝剂如华法令,中低危患者或不能应用口服抗凝剂者,可给予阿司匹林,方法遵照相关指南。④高血压伴糖尿病、心血管高风险者可用小剂量阿司匹林（75～100mg/d）进行一级预防。⑤阿司匹林不能耐受者可用氯吡格雷（75mg/d）代替。

高血压患者长期应用阿司匹林应注意：①需在血压控制稳定（＜150/90mmHg）后开始应用，未达良好控制的高血压患者，阿司匹林可能增加脑出血风险。②服用前应筛查有无发生消化道出血的高危因素，如消化道疾病（溃疡病及其并发症史）、65岁以上、同时服用皮质类固醇或其他抗凝药或非甾体类抗炎药等。如果有高危因素应采取预防措施，包括筛查与治疗幽门螺杆菌感染，预防性应用质子泵抑制剂，以及采用合理联合抗栓药物的方案等。③合并活动性胃溃疡、严重肝病、出血性疾病者需慎用或停用阿司匹林。

3. 血糖控制

高血压伴糖尿病患者心血管病发生危险更高。高于正常的空腹血糖或糖化血红蛋白（HbA1c）与心血管危险增高具有相关性。UKPDS研究提示强化血糖控制与常规血糖控制比较，预防大血管事件的效果并不显著，但可明显降低微血管并发症。治疗糖尿病的理想目标是空腹血糖≤6.1mmol/L或HbA1c≤6.5%。对于老年人，尤其是独立生活的、病程长、并发症多、自我管理能力较差的糖尿病患者，血糖控制不宜过于严格，空腹血糖≤7.0mmol/L或IIbA1c≤7.0%，餐后血糖≤10.0mmol/L即可。对于中青年糖尿病患者，血糖应控制在正常水平，即空腹≤6.1mmol/L，餐后2小时≤8.10mmol/L，HbA1c≤6.5%。

4. 综合干预多种危险因素

高血压患者往往同时存在多个心血管病危险组分，包括危险因素，并存靶器官损害，伴发临床疾患。除了针对某一项危险组分进行干预外，更应强调综合干预多种危险组分。综合干预有利于全面控制心血管危险因素，有利于及早预防心血管病。高血压患者综合干预的措施是多方面的，常用有降压、调脂、抗栓治疗。有资料提示高同型半胱氨酸与脑卒中发生危险有关，而添加叶酸可降低脑卒中发生危险，因此，对叶酸缺乏人群，补充叶酸也是综合干预的措施之一。通过控制多种危险因素、保护靶器官、治疗已确诊的糖尿病等疾患，来达到预防心脑血管病发生的目标。

价格低廉的小剂量多效固定复方制剂（Polypill）有利于改善综合干预的

依从性和效果。目前，已经上市 Polypill 有降压药/调脂药（氨氯地平/阿托伐他汀）固定复方制剂；降压药/叶酸（依那普利/叶酸）固定复方制剂；正在进行的国际 Polypill 干预研究（TIPS），将评估 Polypill（雷米普利、小剂量氢氯噻嗪、阿替洛尔、辛伐他汀）对易患心血管病的中高危人群的心血管病的一级预防作用。

九、特殊人群的高血压处理

（一）老年高血压

1. 老年高血压的临床特点与流行现状

据 2002 年卫生部组织的全国居民 27 万人营养与健康状况调查资料显示，我国 60 岁及以上人群高血压的患病率为 49%。即约每 2 位 60 岁以上人中就有 1 人患高血压。

老年高血压常与多种疾病并存，并发症多：常并发冠心病、心力衰竭、脑血管疾病、肾功能不全、糖尿病等。我国人群脑卒中发生率远高于西方人群，若血压长期控制不理想，更易发生靶器官损害。老年高血压的临床特点如下：

（1）收缩压增高，脉压增大：老年单纯收缩期高血压（ISH）占高血压的 60%。随着年龄增长 ISH 的发生率增加，同时脑卒中的发生率急剧升高，老年人脉压与总死亡率和心血管事件呈显著正相关。

（2）血压波动大：血压"晨峰"现象增多，高血压合并体位性低血压和餐后低血压者增多。体位性低血压定义为：在改变体位为直立位的 3 分钟内，收缩压下降 >20mmHg 或舒张压下降 >10mmHg，同时伴有低灌注的症状，如头晕或晕厥。老年 ISH 伴有糖尿病、低血容量，应用利尿剂、扩血管药或精神类药物者容易发生体位性低血压。老年餐后低血压（PPH）定义为：餐后 2 小时内每 15 分钟测量血压，与餐前比较 SBP 下降 >20mmHg，或餐前 SBP ≥ 100mmHg，餐后 <90mmHg，或餐后血压下降轻但出现心脑缺血症状（心绞痛、乏力、晕厥、意识障碍）。老年人血压波动大，影响治疗效果，血压急剧波动时，可显著增加发生心血管事件的危险。

（3）常见血压昼夜节律异常：血压昼夜节律异常的发生率高，表现为夜间血压下降幅度＜10%（非勺型）或超过20%（超勺型），导致心、脑、肾等靶器官损害的危险增加。

（4）白大衣高血压增多。

（5）假性高血压（pseudohypertension）增多，指袖带法所测血压值高于动脉内测压值的现象（SBP 高≥10mmHg 或 DBP 高≥15mmHg），可发生于正常血压或高血压老年人。

上述高血压的临床特点与老年动脉硬化血管壁僵硬度增加及血压调节中枢功能减退有关。

2. 诊断

年龄在 65 岁及以上、血压持续或 3 次以上非同日坐位血压收缩压（SBP）≥140mmHg 和（或）舒张压（DBP）≥90mmHg，可定义为老年高血压。若 SBP≥140mmHg，舒张压＜90mmHg，则定义为老年单纯收缩期高血压（ISH）。

3. 治疗

老年高血压试验汇总分析表明，降压治疗可使脑卒中减少 40%，心血管事件减少 30%；尤论是收缩期或舒张期高血压，抑或是 ISH，降压治疗均可降低心脑血管病的发生率及死亡率；平均降低 10mmHg 收缩压和 4mmHg 舒张压，卒中的危险降低 30%，心血管事件和死亡率降低 13%，70 岁以上的老年男性、脉压增大或存在心血管合并症者获益更多，高龄老年高血压降压治疗可降低总死亡率和脑卒中等（HYVET 试验），我国完成的 Syst-China、STONE 等临床试验结果均表明钙通道阻滞剂治疗老年人高血压可显著减少脑卒中发生风险。

老年高血压患者的血压应降至 150/90mmHg 以下，如能耐受可降至 140/90mmHg 以下。对于 80 岁以上的高龄老年人降压的目标值为＜150/90mmHg，但目前尚不清楚老年高血压降至 140/90mmHg 以下是否有更大获益。

老年患者降压治疗应强调收缩压达标，同时应避免过度降低血压；在能耐受降压治疗前提下，逐步降压达标，应避免过快降压；对于降压耐受性良好的患者应积极进行降压治疗。

治疗老年高血压的理想降压药物应符合以下条件：①平稳、有效；②安全，不良反应少；③服药简便，依从性好。常用的 5 类降压药物均可以选用。对于合并前列腺肥大或使用其他降压药而血压控制不理想的患者，α - 受体阻滞剂亦可以应用，同时注意防止体位性低血压等副作用。对于合并双侧颈动脉狭窄≥70%并有脑缺血症状的患者，降压治疗应慎重，不应过快、过度降低血压。

收缩压高而舒张压不高甚至低的 ISH 患者治疗有一定难度，如何处理目前没有明确的证据。参考建议：当 DBP＜60mmHg，如 SBP＜150mmHg，则观察，可不用药物；如 SBP150～179mmHg，谨慎用小剂量降压药；如 SBP≥180mmHg，则用小剂量降压药。降压药可用小剂量利尿剂、钙通道阻滞剂、ACEI 或 ARB 等，用药中密切观察病情变化。

（二）妊娠高血压

1. 患病情况与定义

妊娠合并高血压的患病率占孕妇的 5%～10%，其中 70% 是与妊娠有关的高血压，其余 30% 在怀孕前即存在高血压。妊娠合并高血压分为慢性高血压、妊娠期高血压和先兆子痫 3 类。慢性高血压指的是妊娠前即证实存在或在妊娠的前 20 周即出现的高血压。妊娠期高血压为妊娠 20 周以后发生的高血压，不伴有明显蛋白尿，妊娠结束后血压可以恢复正常。先兆子痫定义为发生在妊娠 20 周以后的血压升高伴临床蛋白尿（24 小时尿蛋白≥300mg）；重度先兆子痫定义为血压≥160/110mmHg，有大量蛋白尿，并出现头痛、视力模糊、肺水肿、少尿和实验室检查异常（如血小板计数下降、肝酶异常），常合并胎盘功能异常。

2. 降血压治疗的策略

非药物措施（限盐、富钾饮食、适当活动、情绪放松）是妊娠合并高血压安全的、有效的治疗方法，应作为药物治疗的基础。由于所有降压药物对胎儿的安全性均缺乏严格的临床验证，而且动物试验中发现一些药物具有致畸作用，因此，药物选择和应用受到限制。妊娠期间的降压用药不宜过于积极，治疗的主要目的是保证母子安全和妊娠的顺利进行。治疗的策略、用药时间的长短及药物的选择取决于血压升高的程度，以及对血压升高所带来危害的评估。在接受非药物治疗措施以后，血压≥150/100mmHg 时应开始药物治疗，治疗目标是将血压控制在 130～140/80～90mmHg。

3. 妊娠合并高血压的处理

（1）轻度妊娠高血压：药物治疗并不能给胎儿带来益处，也没有证据可以预防先兆子痫的发生，此时包括限盐在内的非药物治疗是最安全的、有效的处理方法。在妊娠的最初 20 周，由于全身血管张力降低，患者血压可以恢复正常。在继续非药物治疗下，可以停用降压药物。对于怀孕前高血压、存在靶器官损害或同时使用多种降压药物的患者，应根据妊娠期间血压水平调整药物剂量，原则上采用尽可能少的药物种类和剂量，同时应充分告知患者，妊娠早期用药对胎儿重要脏器发育影响的不确定性。血压轻度升高的先兆子痫，由于其子痫的发生率仅 0.5%，不建议常规应用硫酸镁，但需要密切观察血压和尿蛋白变化以及胎儿状况。

（2）重度妊娠合并高血压：治疗的主要目的是最大程度降低母亲的患病率和病死率。在严密观察母婴状态的前提下，应明确治疗的持续时间、降压目标、药物选择和终止妊娠的指征。对重度先兆子痫，建议静脉应用硫酸镁，密切观察血压、腱反射和不良反应，并确定终止妊娠的时机。

（三）高血压伴脑卒中

1. 病情稳定的脑卒中患者

一项系统评价包括 7 项随机对照试验，总样本量为 15527 例，均为缺血性卒中、出血性卒中或 TIA 患者，随访 2～5 年，结果表明，抗高血压药物治疗能使所有复发性脑卒中、非致死性脑卒中、心肌梗死和所有血管事件显著减少，致死性脑卒中和血管性死亡也呈下降趋势。PATS 及 PROGRESS 结果表明，降压治疗对中国脑血管病患者二级预防有效，可明显降低脑卒中再发危险，对缺血性脑卒中和出血性脑卒中均有益，但 PRoFESS 研究中降压治疗组与安慰剂组相比主要终点（包括复发卒中）差异无显著性意义。二级预防试验结果的差别可能与入选时间窗有关，PATS 和 PROGRESS 均入选急性脑卒中发作 4 周后（平均数月后）患者，降压治疗获得预防卒中再发的良好效果，但 PRoFESS 入选急性脑卒中发作后平均 15 天的患者，降压治疗未取得显著效果。

血压目标一般应达到 <140/90mmHg。常用的 5 种降压药物利尿剂，钙通道阻滞剂、ACEI、ARB 及 β-受体阻滞剂均能通过降压而发挥预防脑卒中或 TIA 作用。利尿剂及某些降压药物可能效果更好些，可选择单药或联合用药。

对一般脑卒中后的高血压患者，应进行积极的常规降压治疗，对缺血性或出血性卒中、男性或女性、任何年龄的患者均应给予降压治疗。但对老年尤其是高龄患者、双侧颈动脉或颅内动脉严重狭窄患者、严重体位性低血压患者应谨慎降压治疗。降压药从小剂量开始，密切观察血压水平与不良反应，根据患者耐受性调整降压药及其剂量。如出现头晕等明显不良反应的，应减少剂量或停用降压药，尽可能将血压控制在安全范围（160/100mmHg 以内）。同时综合干预有关危险因素及处理并存的临床疾患，如抗血小板治疗、调脂治疗、降糖治疗、心律失常处理等。

2. 急性脑卒中的血压处理

急性脑卒中的血压处理缺乏临床试验足够证据。仅供参考建议如下：急性缺血性卒中溶栓前血压应控制在 <185/110mmHg。急性缺血性卒中发病 24 小时内血压升高的患者应谨慎处理，除非收缩压 ≥180mmHg 或舒张压 ≥100mmHg，或伴有严重心功能不全、主动脉夹层、高血压脑病者，一般不予降压，降压的合理目标是 24 小时内血压降低约 15%。有高血压病史且正在服用降压药物者，如神经功能平稳，可于卒中后 24 小时开始使用降压药物。

急性脑出血患者，如果收缩压 >200mmHg 或平均动脉压 >150mmHg，要考虑用持续静脉滴注积极降低血压，血压的监测频率为每 5 分钟一次。如果收缩压 >180mmHg 或平均动脉压 >130mmHg，并有疑似颅内压升高的证据者，要考虑监测颅内压，用间断或持续的静脉给药降低血压；如没有疑似颅内压升高的证据，则考虑用间断或持续的静脉给药轻度降低血压（例如，平均动脉压 110mmHg 或目标血压为 160/90mmHg），密切观察病情变化。

（四）高血压伴心房颤动

脑卒中的危险因素，非瓣膜性房颤患者每年发生缺血性脑卒中的风险性为 3%~5%。

所有高血压合并房颤的患者都应进行血栓栓塞的危险评估。凡是具有血栓栓塞危险因素的房颤患者，应按照现行指南进行抗凝治疗，宜在国际标准化比值（INR）指导下口服抗凝剂华法林。有资料说明，由于我国人群华法林代谢基因特点，在初始或调整华法林治疗剂量时应给予特别考虑和注意，以保证疗效并避免出血不良反应。有条件的，可做相关基因型检测。目前已有新的抗凝药物问世，将为房颤抗凝增加了新的选择。

高血压合并房颤的低危患者最好也应用华法林，但也可给予阿司匹林，方法遵照相关指南。氯吡格雷与阿司匹林联合治疗只适合于不能应用华法林的替代治疗，且出血的发生率较高。

没有证实"上游治疗"可直接预防房颤的发生，但在有其他相应适应证的房颤患者中仍主张使用以 RAAS 阻断剂为主的药物进行治疗。有研究提示ARB 可能有降低房颤患者心力衰竭住院的作用。

（五）高血压伴冠心病

1. 降压治疗的目标水平

前瞻性协作研究表明，血压在 115/75~180/115mmHg 范围内冠心病的危险呈持续上升的趋势，且每增加 20/10mmHg，冠心病危险增加一倍。综合分析现有的大量资料，建议有稳定性冠心病、不稳定型心绞痛、非 ST 段抬高和ST 段抬高心肌梗死的高血压患者目标血压水平一般可为 <130/80mmHg，但治疗更宜个体化。如患者有闭塞性冠心病、糖尿病或年龄大于 60 岁，舒张压应维持在 60mmHg 以上。对于老年高血压且伴脉压差大的患者，降压治疗可导致很低的舒张压（<60mmHg）。因此，临床医师必须警惕，并仔细评估各种不良反应，尤其那些与心肌缺血共存的不良症状和体征。降压治疗对于高龄老年高血压患者降低脑卒中的发生率也是有效的，但是否也能降低冠心病事件尚缺充分的证据。

2. 伴稳定型心绞痛的高血压治疗

（1）非药物治疗和危险因素处理：除控制血压外，还包括戒烟、严格控制血糖、运动锻炼、降脂，以及肥胖者减轻体重。有充分证据表明，如无禁忌证，需应用他汀类药物以及抗血小板药物阿司匹林，不能使用阿司匹林者应使用氯吡格雷。

（2）β-受体阻滞剂：此类药物是治疗稳定型冠心病的基石，并可降低血压，降低病死率。糖尿病并非应用β-受体阻滞剂的禁忌证，但患者需了解到，此药的应用有可能掩盖低血糖的肾上腺素能兴奋的症状。

（3）其他药物：如有β-受体阻滞剂使用的禁忌证，可代之以二氢吡啶类钙通道阻滞剂，尤其长作用的制剂（如氨氯地平、非洛地平、硝苯地平控释或缓释制剂）或长作用的非二氢吡啶类制剂（如维拉帕米或地尔硫卓），这些药物同样对高血压伴心绞痛患者很有效。一项研究（TIBET）比较了β-受体阻滞剂和钙通道阻滞剂，证实在控制稳定性心绞痛上两者的疗效相等，但大多数研究（APSIS、TIBBS等）表明β-受体阻滞剂更占优势。β-受体阻滞剂和二氢吡啶类钙通道阻滞剂合用可增加抗心绞痛的疗效。但和维拉帕米、地尔硫卓合用，则有可能增加严重心动过缓或心脏传导阻滞的危险性，其他可应用的药物还有 ACEI 或 ARB（HOPE，EUROPA，ONTSRGET）和噻嗪类利尿剂（ALLHAT）。

3. 伴不稳定型心绞痛和非 ST 段抬高心肌梗死的高血压

常需采用综合性治疗方案，包括卧床休息、持续心电监护、氧疗、静脉给予硝酸酯类药物、应用吗啡，以及β-受体阻滞剂或其替代药物非二氢吡啶类钙通道阻滞剂（如维拉帕米、地尔硫卓）。β-受体阻滞剂或非二氢吡啶类钙通道阻滞剂均应在无禁忌证，且无低血压或心衰状况下应用。伴前壁心肌梗死、糖尿病、未控制的高血压，或左室收缩功能障碍的患者应加用 ACEI。利尿剂对于长期的血压控制，尤其患者伴容量超负荷，往往也是必需的。HOPEONTARGET 等研究表明 ARB 或 ACEI 治疗心血管高危患者（冠心病、脑卒中、周围血管病、糖尿病），可降低心血管事件风险。

4. 伴 ST 段抬高心肌梗死的高血压

此类患者的治疗与上述的不稳定型心绞痛或非 ST 段抬高心肌梗死相似，不过，溶栓治疗、直接 PCI，以及控制心律失常等治疗可能更重要，更具紧迫性。降压药β-受体阻滞剂和 ACEI 适用于所有没有禁忌证的患者。血流动力学稳定（无低血压、心衰或心源性休克）的患者可以立即开始应用β-受体阻滞剂，建议口服应用。只有在患者伴严重高血压或心肌梗死后心绞痛，且其他药物无效时，方考虑应用静脉短效的 β_1 选择性阻滞剂。急性期以后的患者仍应继续使用口服 β – 受体阻滞剂作为冠心病的二级预防，早期应用 ACEI 可显著降低发病率和病死率，尤其适用于前壁心肌梗死、伴持久性高血压、左室功能障碍或糖尿病患者。钙通道阻滞剂一般不宜使用，除非患者有应用 β – 受体阻滞剂的禁忌证，或伴严重的梗死后心绞痛、室上性心动过速等且应用其他药物未能有效控制者，或者用于辅助性进一步降低血压的治疗。

（六）高血压合并心力衰竭

流行病学研究表明，在既往健康的人群中高血压是心衰的主要归因危险。大多数心衰患者无论有无左心室扩张和左室射血分数（LVEF）降低，均有高血压史。长期和持续的高血压促进了病理性心肌细胞肥厚和心肌损伤，后者又引起 RAAS 和交感神经系统的过度兴奋，导致一系列神经内分泌因子的激活，从而产生心肌重构，而心肌重构反过来又使 RAAS 和交感神经系统进一步兴奋性增加，加重心肌重构，形成恶性循环，最终发生心衰。

1. 目标水平

大型临床试验结果表明，降压治疗可降低高血压患者心衰的发生率，也可减少伴心衰患者的心血管事件，降低病死率和改善预后。对于曾有过心衰或现在仍有心衰症状与体征的高血压患者，应积极控制高血压。降压的目标水平为 <130/80mmHg。对于持续高血压患者，或高血压伴左心室肥厚，或伴左心室功能障碍但无心衰症状和体征的患者，治疗目标亦为 <130/80mmHg。这样做有利于预防出现心衰的症状和体征。

2. 选择和应用

对于伴临床心衰或 LVEF 降低的患者，临床研究表明，阻断 RAAS 药物如 ACEI 或 ARB、醛固酮受体阻滞剂（螺内酯、依普利酮），以及交感神经系统阻滞剂及 β – 受体阻滞剂等均对患者的长期临床结局有益，即可降低病死率和改善预后。这些药物形成了此类患者抗高血压治疗方案的主要成分，高血压伴心衰患者通常需合用 2 种或 3 种降压药物。在应用利尿剂消除体内过多滞留的液体，使患者处于"干重"状态后，β – 受体阻滞剂加 ACEI 或 ARB

可发挥协同的有益作用，称之为优化的组合。此种组合既为抗心衰治疗所必需，又可发挥良好的降压作用。RAAS 阻滞剂和 β - 受体阻滞剂均应从极小剂量起始，约为通常降压治疗剂量的 1/8 ~ 1/4，且应缓慢地增加剂量，直至达到抗心衰治疗所需要的目标剂量或最大耐受剂量。此种最终应用的剂量往往会显著高于高血压治疗中的剂量，这在一系列心衰临床试验中已得到证实。

（七）高血压伴肾脏疾病

1. 和肾脏疾病的伴发关系

两者存在伴发关系，高血压病可引起肾脏损害，后者又使血压进一步升高，并难以控制。肾脏疾病所致的高血压称之为肾性高血压，主要由肾血管疾病（如肾动脉狭窄）和肾实质性疾病（肾小球肾炎、慢性肾盂肾炎、多囊肾等）所致，在肾脏疾病进展过程中可产生高血压，后者又加剧肾脏病变使肾功能减退，形成恶性循环。

2. 肾脏损害的降压治疗

高血压患者如出现肾功能损害的早期表现，如微量白蛋白尿或肌酐水平轻度升高，应积极控制血压，在患者能够耐受下，可将血压降至 < 130/80mHg，必要时可联合应用 2 ~ 3 种降压药物，其中应包括一种 RAAS 阻滞剂（ACEI 或 ARB）。

3. 伴慢性肾脏病的降压治疗

此类患者，尤其伴肾功能不全，饮食及血压控制最为重要。严格控制高血压，是延缓肾脏病变的进展、预防心血管事件发生风险的关键。目标血压可控制在 130/80mHg 以下。ACEI 或 ARB 既有降压，又有降低蛋白尿的作用，因此，对于高血压伴肾脏病患者，尤其有蛋白尿患者，应作为首选，而这两类药物联合对于减少蛋白尿可能有益，但尚缺乏更多循证依据，如不能达标可加用长效钙通道阻滞剂和利尿剂。若肾功能显著受损，如血肌酐水平 > 3mg/dl，或肾小球滤过率低于 30ml/min 或有大量蛋白尿，此时宜首先用二氢吡啶类钙通道阻滞剂，噻嗪类利尿药可替换成袢利尿药（如呋塞米）。

4. 肾病的降压治疗

未透析者一般不用 ACEI 或 ARB 及噻嗪类利尿剂，可用钙通道阻滞剂、祥利尿剂等降压治疗。对肾脏透析患者，应密切监测血钾和肌酐水平，降压目标 <140/90mmHg。

（八）高血压合并糖尿病

高血压常伴发糖代谢异常，高血压人群的糖尿病患病率平均为18%，高血压也是糖尿病心血管和微血管并发症的重要危险因素。糖尿病一旦合并高血压，不仅使患者心脑血管意外的风险显著增加（至少是单一高血压或糖尿病的两倍），更易于发生心肌梗死、脑血管意外及末梢大血管病，并加速视网膜病变以及肾脏病变的发生和发展，其死亡风险将增加7.2倍。

1. 治疗的目标

UKPDS研究显示，糖尿病合并高血压患者的收缩压每下降10mmHg，糖尿病相关的任何并发症风险下降12%，死亡风险下降15%。ADVANCE研究显示，药物治疗使平均血压降低5.6/2.2mmHg，微血管或大血管事件发生率下降9%，心血管死亡率降低14%，全因死亡事件的相对危险性减少14%。不过，晚近的ACCORD研究表明，强化降压（收缩压降至 <120mmHg）较之常规降压治疗（降至 <140mmg），患者并未进一步获益，而不良事件反而显著增加，提示降压治疗宜适度。经专家多次讨论认为，一般糖尿病患者的降压目标是 <130/80mmHg，老年或伴严重冠心病的糖尿病患者血压目标是 <140/90mmHg。

2. 选择和应用

收缩压在130～139mmHg或者舒张压在80～89mmHg的糖尿患者，可以进行不超过3个月的非药物治疗，包括饮食管理、减重、限制钠盐摄入、适当限酒和中等强度的规律运动。如血压不能达标，应采用药物治疗。血压≥140/90mmHg的患者，应在非药物治疗基础上立即开始药物治疗；伴微量白蛋白尿的患者，也应该直接使用药物治疗。首先考虑使用ACEI或ARB，对肾脏有保护作用，且有改善糖、脂代谢上的好处；当需要联合用药时，也应当以其中之一为基础。

亦可应用利尿剂、β-受体阻滞剂或二氢吡啶类钙通道阻滞剂。利尿剂和β-受体阻滞剂宜小剂量使用，糖尿病合并高尿酸血症或痛风的患者，慎用利尿剂；反复低血糖发作的，慎用β-受体阻滞剂，以免掩盖低血糖症状。有前列腺肥大且血压控制不佳的患者可使用β-受体阻滞剂。血压达标通常需要2个或2个以上的药物联合治疗。联合治疗的方案中应当包括ACEI或ARB，老年糖尿病患者降压目标可适当放宽至＜140/90mmHg。

（九）代谢综合征

我国代谢综合征患病率随着年龄增加而升高，至65岁达高峰，50岁之前男性高于女性，而50岁之后则相反；此外，还存在显著的地区差异，北方高于南方（14.6% vs 10.9%），城市高于农村（9.7% vs 4.6%）。

1. 我国成人代谢综合征诊断

腰围，男性≥90cm，女性≥85cm；BP≥130/85mmHg，或有高血压病史；TG≥1.7mmol/L；HDL-C＜1.04mmol/L；空腹血糖≥6.1mmol/L，糖负荷2小时血糖≥7.8mmol/L，或有糖尿病史。满足上述3项者即可做出诊断。我国代谢综合征的主要类型以肥胖合并高血压和血脂异常最为常见，占53.7%；其次为肥胖合并糖代谢异常和高血压，占30.5%。

2. 我国的研究显示，与非代谢综合征相比，代谢综合征患者10年心血管病危险性增加1.85倍，缺血性和出血性脑卒中的危险分别增加2.41和1.63倍。代谢综合征组分中，以腹型肥胖合并高血压及低HDL-C者发生心血管病的危险性最高（5.25倍），如在上述组合的基础上合并高血糖，则其脑血管病的危险性增加16.58倍。代谢综合征的治疗重在早期干预，健康膳食和合理运动甚为重要。其干预要求主要组分综合达标：可考虑BP＜130/80mmHg，如合并肾脏损害，血压控制要求更严；空腹血糖水平＜6.1mmol/L；TG＜1.7mmol/L；HDL-C＞1.04mmol/L；腰围＜90cm（男）或＜85cm（女）。降压药物主要推荐ACEI或ARB，也可应用二氢吡啶类钙通道阻滞剂和保钾利尿剂，慎用β-受体阻滞剂和噻嗪类利尿剂。

（十）难治性高血压

在改善生活方式基础上，应用了足够剂量且合理的3种降压药物（包括利尿剂）后，血压仍在目标水平之上，或至少需要4种药物才能使血压达标时，称为难治性高血压（或顽固性高血压），占高血压患者的15%～20%。

1. 难治性高血压原因的筛查

①判断是否为假性难治性高血压：常见为测压方法不当（如测量时姿势不正确、上臂较粗者未使用较大的袖带），单纯性诊室（白大衣）高血压，结合家庭自测血压、动态血压监测可使血压测定结果更接近真实。②寻找影响血压的原因和并存的疾病因素，包括与药物应用相关的原因，如患者顺从性差（未坚持服药）、降压药物选择使用不当（剂量偏低、联合用药不够合理），以及仍在应用拮抗降压的药物（如口服避孕药、肾上腺类固醇类、可卡因、甘草、麻黄等），未改变不良生活方式或改变失败（体重增加或肥胖、吸烟、重度饮酒），容量负荷过重（利尿剂治疗不充分、高盐摄入、进展性肾功能不全），以及伴慢性疼痛和长期焦虑等，患者可能存在1种以上可纠正或难以纠正的原因。③排除上述因素后，应启动继发性高血压的筛查。

2. 处理原则

①此类患者最好转高血压专科治疗。②多与患者沟通，提高长期用药的依从性，并严格限制钠盐摄入。③选用适当的联合方案：先采用3种药的方案例如：ACEI或ARB＋CCB＋噻嗪类利尿剂，或由扩血管药、减慢心率药和利尿剂组成的三药联合方案，能够针对血压升高的多种机制，体现平衡的高效降压的特点，往往可以奏效。效果仍不理想者可再加用一种降压药如螺内酯、β－受体阻滞剂、α－受体阻滞剂或交感神经抑制剂（可乐定）。④调整联合用药方案：在上述努力失败后，可在严密观察下停用现有降压药，重启另一种治疗方案。

（十一）高血压急症和亚急症

1. 定义

高血压急症和高血压亚急症曾被称为高血压危象。高血压急症（hypertensive emergencies）是指原发性或继发性高血压患者，在某些诱因作用下，血压突然和显著升高（一般超过180/120mmHg），同时伴有进行性心、脑、肾等重要靶器官功能不全的表现。高血压急症包括高血压脑病、颅内出血（脑出血和蛛网膜下腔出血）、脑梗死、急性心力衰竭、肺水肿、急性冠状动脉综合征（不稳定型心绞痛、急性非 ST 段抬高和 ST 段抬高心肌梗死）、主动脉夹层动脉瘤、子痫等应注意血压水平的高低与急性靶器官损害的程度并非成正比。一部分高血压急症并不伴有特别高的血压值，如并发于妊娠期或某些急性肾小球肾炎的患者，但如血压不及时控制在合理范围内会对脏器功能产生严重影响，甚至危及生命，处理过程中需要高度重视。并发急性肺水肿、主动脉夹层动脉瘤、心肌梗死者，即使血压仅为中度升高，也应视为高血压急症。

高血压亚急症（hypertensive urgencies）是指血压显著升高但不伴靶器官损害，患者可以有血压明显升高造成的症状，如头痛，胸闷，鼻出血和烦躁不安等。相当多数的患者有服药顺从性不好或治疗不足。

血压升高的程度不是区别高血压急症与高血压亚急症的标准，区别两者的唯一标准是有无新近发生的急性进行性的严重靶器官损害。

2. 高血压急症的处理

当怀疑高血压急症时，应进行详尽的病史收集、体检和实验室检查，评价靶器官功能受累情况，以尽快明确是否为高血压急症，但初始治疗不要因为对患者整体评价过程而延迟。

高血压急症的患者应进入急诊抢救室或加强监护室，持续监测血压，尽快应用适合的降压药，酌情使用有效的镇静药以消除患者恐惧心理，并针对不同的靶器官损害给予相应的处理。

高血压急症需立即进行降压治疗以阻止靶器官进一步损害，在治疗前要明确用药种类、用药途径、血压目标水平和降压速度等。在临床应用时需考虑到药物的药理学和药代动力学作用，对心排出量、全身血管阻力和靶器官灌注等血流动力学的影响，以及可能发生的不良反应。理想的药物应能预期降压的强度和速度，作用强度可随时调节。在严密监测血压、尿量和生命体征的情况下，应视临床情况的不同使用短效静脉降压药物。降压过程中要严密观察靶器官功能状况，如神经系统症状和体征的变化、胸痛是否加重等。由于已经存在靶器官的损害，过快或过度降压容易导致组织灌注压降低，诱发缺血事件。所以起始的降压目标不是使血压正常，而是渐进地将血压调控至不太高的水平，最大程度地防止或减轻心、脑、肾等靶器官损害。

一般情况下，初始阶段（数分钟到 1 小时内）血压控制的目标为平均动脉压的降低幅度不超过治疗前水平的 25%。在随后的 2 ~ 6 小时内将血压降至较安全水平，一般为 160/100mmHg 左右，如果可耐受这样的血压水平，临床情况稳定，在以后 24 ~ 48 小时逐步降低血压达到正常水平。降压时需充分考虑到患者的年龄、病程、血压升高的程度、靶器官损害和合并的临床状况，因人而异地制定具体的方案。如果患者为急性冠脉综合征或以前没有高血压病史的高血压脑病（如急性肾小球肾炎、子痫所致等），初始目标血压水平可适当降低。若为主动脉夹层动脉瘤，在患者可以耐受的情况下，降压的目标应该低至收缩压 100 ~ 110mmHg，一般需要联合使用降压药，并要重视足量 β - 受体阻滞剂的使用。降压的目标还要考虑靶器官特殊治疗的要求，如溶栓治疗等（不同临床情况高血压急症的血压控制详见相关章节）。一旦达到初始靶目标血压，可以开始口服药物，静脉用药逐渐减量至停用。

在处理高血压急症时，要根据患者具体临床情况做其他相应处理，争取最大程度保护靶器官，并针对已经出现的靶器官损害进行治疗。

3. 高血压亚急症的处理

对高血压亚急症患者，可在 24 ~ 48 小时将血压缓慢降至 160/100mmHg，没有证据说明此种情况下紧急降压治疗可以改善预后。许多高血压亚急症患者可通过口服降压药控制，如钙通道阻滞剂、转换酶抑制剂、血管紧张素受体阻滞剂、α - 受体阻滞剂、β - 受体阻滞剂，还可根据情况应用袢利尿剂。初始治疗可以在门诊或急诊室，用药后观察 5 ~ 6 小时。2 ~ 3 天后门诊调整剂量，此后可应用长效制剂控制至最终的靶目标血压。到急诊室就诊的高血压亚急症患者在血压初步控制后，应给予调整口服药物治疗的建议，并建议患者定期去高血压门诊调整治疗。许多患者因为不明确这一点而在急诊就诊后仍维持原来未达标的治疗方案，造成高血压亚急症的反复发生，最终导致严重的后果，具有高危因素的高血压亚急症如伴有心血管疾病的患者可以住院治疗。

注意避免对某些无并发症但血压较高的患者进行过度治疗。在这些患者中静脉或大剂量口服负荷量降压药可产生副作用或低血压，并可能造成相应损害，应该避免这种情况。

（十二）围手术期高血压的处理

1. 定义

围手术期高血压是指外科手术住院期间（包括手术前、手术中和手术后，一般 3 ~ 4 天）伴发的急性血压增高（收缩压、舒张压或平均动脉压超过基线 20% 以上）。手术后高血压常开始于术后 10 ~ 20 分钟，可能持续 4 小时。如果不及时治疗，患者易发生出血、脑血管意外和心肌梗死。在围手术期的过程中出现短时间血压增高，并超过 180/110mmHg 时称为围手术高血压危象，其发生率为 4% ~ 35%，既往有高血压病史特别是舒张压超过 110mmHg 者易发生围手术期血压波动。易发生高血压的手术类型有：颈动脉、腹主动脉、外周血管、腹腔和胸腔手术。严重高血压易发生在以下手术过程中：心脏的，大血管的（颈动脉内膜剥脱术、主动脉手术），神经系统的和头颈部的手术，此外还有肾脏移植以及大的创伤等（烧伤或头部创伤）。

2. 降压治疗目标

治疗目的是保护靶器官功能。降压目标取决于手术前患者血压情况，一般应降至基线的 10%，易出血或严重心衰患者可以将血压降得更低，需严密监测患者对治疗的反应并及时调整降压药物剂量。轻、中度原发性高血压且不伴代谢紊乱或心血管系统异常时，不需延期手术，3 级高血压（≥180/110mmHg）应权衡延期手术的利弊再做决定。如在围手术期出现高血压急症，通常需要给予静脉降压药物，即刻目标是在 30 ~ 60 分钟内使舒张压降至 110mmHg 左右，或降低 10% ~ 15%，但不超过 25%。如果患者可以耐受，应在随后的 2 ~ 6 个小时将血压降低至 160/100mmHg。主动脉夹层患者降压速度应更快，在 24 ~ 48 小时内将血压逐渐降至基线水平。应选用那些起效迅速、作用时间短的药物如拉贝洛尔、艾司洛尔、尼卡地平、硝酸甘油、硝普钠和非诺多泮。

3. 围手术期高血压的防治

高血压患者在手术前应继续降压治疗，术前数日宜换用长效降压药物并在手术当天早晨继续服药。有证据表明术前 β - 受体阻滞剂的应用可以有效减少血压波动、心肌缺血以及术后房颤发生，还可降低非心脏手术的死亡率。

反之，停用β-受体阻滞剂和可乐宁可以引起血压和心率的反跳。不能口服的患者可以使用静脉或舌下含服的β-受体阻滞剂，也可以使用可乐宁皮肤贴剂。术中血压骤升应积极寻找并处理各种可能的原因如疼痛、血容量过多、低氧血症、高碳酸血症和体温过低等。

第二节　继发性高血压

继发性高血压是病因明确的高血压，当查出病因并有效去除或控制病因后，作为继发症状的高血压可被治愈或明显缓解；继发性高血压在高血压人群中占5%～10%，常见病因为肾实质性、内分泌性、肾血管性高血压和睡眠呼吸暂停综合征，由于精神心理问题而引发的高血压也时常可以见到。以前因为认识不足，故诊断的病例数较少。继发性高血压患者发生心血管病、脑卒中、肾功能不全的危险性更高，而病因常被忽略以致延误诊断。提高对继发性高血压的认识，及时明确病因并积极针对病因治疗将会大大降低因高血压及并发症造成的高致死及致残率。近年来对继发性高血压的鉴别已成为高血压诊断治疗的重要方面。

一、肾实质性高血压

病因为原发或继发性肾脏实质病变，是最常见的继发性高血压之一，其血压升高常为难治性，是青少年患高血压急症的主要病因。常见的肾脏实质性疾病包括急、慢性肾小球肾炎，多囊肾，慢性肾小管—间质病变（慢性肾盂肾炎、梗阻性肾病），代谢性疾病肾损害（痛风性肾病、糖尿病肾病），系统性或结缔组织疾病肾损害（狼疮性肾炎、硬皮病），也见于遗传性肾脏疾病（Liddle综合征）、肾脏肿瘤（肾素瘤）等。

肾实质性高血压的诊断依赖于：①肾脏实质性疾病病史，蛋白尿、血尿及肾功能异常多发生在高血压之前或同时出现。②体格检查往往有贫血貌、肾区肿块等。常用的实验室检查包括：血、尿常规；血电解质（钠、钾、氯）、肌酐、尿酸、血糖、血脂；24小时尿蛋白定量或尿白蛋白/肌酐比值（ACR）、12小时尿沉渣检查，如发现蛋白尿、血尿及尿白细胞增加，则需进一步行中段尿细菌培养、尿蛋白电泳、尿相差显微镜检查，明确尿蛋白、红细胞来源及排除感染；肾脏 B 超：了解肾脏大小、形态及有无肿瘤，如发现肾脏体积及形态异常，或发现肿物，则需进一步做肾脏 CT/MRI 以确诊并查病因；眼底检查；有条件的医院可行肾脏穿刺及病理学检查。肾实质性高血压需与高血压引起的肾脏损害和妊娠高血压相鉴别，肾实质性高血压肾脏病变的发生常先于高血压或与其同时出现，血压水平较高且较难控制、易进展为恶性高血压，蛋白尿/血尿发生早、程度重、肾脏功能受损明显。患肾实质性高血压者多于妊娠 20 周内出现高血压伴蛋白尿或血尿、易发生先兆子痫或子痫、分娩后仍有高血压。

肾实质性高血压应低盐饮食（每日 <6g）；大量蛋白尿及肾功能不全者，宜选择摄入高生物价蛋白，并限制在 0.3～0.6g/（kg·d）；在针对原发病进行有效治疗的同时，积极控制血压在 <130/80mmHg，有蛋白尿的患者应首选 ACEI 或 ARB 作为降压药物；长效钙通道阻滞剂、利尿剂、β-受体阻滞剂、α-受体阻滞剂均可作为联合治疗的药物；如肾小球滤过率 <30ml/min 或有大量蛋白尿时，噻嗪类利尿剂无效，应选用袢利尿剂治疗。

二、内分泌性高血压

内分泌组织增生或肿瘤所致的多种内分泌疾病，由于其相应激素分泌过度增多，导致机体血流动力学改变而使血压升高，也是较常见的继发性高血压，如能切除肿瘤，去除病因，高血压可被治愈或缓解。

（一）原发性醛固酮增多症（原醛症）

原醛症是由于肾上腺自主分泌过多醛固酮，而导致水钠潴留、高血压、低血钾和血浆肾素活性受抑制的临床综合征，常见原因是肾上腺腺瘤、单侧或双侧肾上腺增生，少见原因为腺癌和糖皮质激素可调节性醛固酮增多症（GRA）。以往将低血钾作为诊断的必备条件，故认为原醛症在高血压中的患病率 <1%，但近年的报告显示：原醛症在高血压中可能占 5%～15%，在难治性高血压中近 20%，仅部分患者有低血钾。建议对早发高血压，或难治性高血压，伴有持续性或利尿剂引起的低血钾（血钾 <3.5mmol/L）、肾上腺意

外瘤的高血压；和有原醛症家族史的高血压患者进行原醛症的筛查。

即：血浆醛固酮与肾素活性测定及比值（ARR），阳性者转上级医院进一步确诊及治疗。

（二）嗜铬细胞瘤

嗜铬细胞瘤可起源于肾上腺髓质、交感神经节或其他部位的嗜铬组织，由于过度分泌儿茶酚胺，引起持续性或阵发性高血压和多个器官功能及代谢紊乱。嗜铬细胞瘤90%以上为良性肿瘤，80%～90%发生于肾上腺髓质嗜铬质细胞，其中90%左右为单侧单个病变。起源于肾上腺以外的约占10%，恶性嗜铬细胞瘤占5%～10%，可造成淋巴结、肝、骨、肺等转移。嗜铬细胞瘤间断或持续地释放儿茶酚胺激素作用于肾上腺素能受体后，可引起持续性或阵发性高血压，伴典型的嗜铬细胞瘤三联征，即阵发性"头痛、多汗、心悸"，同样可造成严重的心、脑、肾血管损害，大量儿茶酚胺进入血液高血压危象、低血压休克及严重心律失常等"嗜铬细胞瘤危象"。如能早期诊断并行手术切除，它又是临床可治愈的一种继发性高血压，建议高血压伴有以下情况之一：①为阵发性、持续性或持续性高血压伴阵发性加重；压迫腹部，活动、情绪变化或排大、小便可诱发高血压发作，一般降压药治疗常无效。②发作时伴头痛、心悸、多汗三联征表现。③同时有体位性低血压。④伴糖、脂代谢异常、腹部肿物。⑤伴有心血管、消化、泌尿、呼吸、神经系统等相关体征，但不能用该系统疾病解释的应转上级医院进行嗜铬细胞瘤的临床评估及确诊检查。

多数嗜铬细胞瘤为良性，手术切除是最有效的治疗方法，但手术有一定的危险性，术前需做好充分的准备；^{131}I－MIBG治疗是手术切除肿瘤以外最有价值的治疗方法，主要用于恶性及手术不能切除的嗜铬细胞瘤的治疗。α－肾上腺素能受体阻滞剂和/或β－肾上腺素能受体阻滞剂可用于控制嗜铬细胞瘤的血压、心动过速、心律紊乱和改善临床症状。

（三）库欣综合征

库欣综合征即皮质醇增多症，其主要病因分为ACTH依赖性或非依赖性库欣综合征两大类。前者包括垂体 ACTH 瘤或 ACTH 细胞增生（即库欣病）、分泌 ACTH 的垂体外肿瘤（即异位 ACTH 综合征），后者包括自主分泌皮质醇的肾上腺腺瘤、腺癌或大结节样增生。

建议伴有下述临床症状与体征的肥胖高血压患者进行库欣综合征临床评估及确诊检查，它们是：①向心性肥胖、水牛背、锁骨上脂肪垫；满月脸、多血质；皮肤菲薄、淤斑、宽大紫纹、肌肉萎缩。②高血压、低血钾、碱中毒。③糖耐量减退或糖尿病。④骨质疏松，或有病理性骨折、泌尿系结石。⑤性功能减退，男性阳痿，女性月经紊乱、多毛、不孕等。⑥儿童生长、发育迟缓。⑦神经、精神症状。⑧易感染、机体抵抗力下降。

三、肾动脉狭窄

肾动脉狭窄的根本特征是肾动脉主干或分支狭窄，导致患肾缺血，肾素—血管紧张素系统活性明显增高，引起高血压及患肾功能减退。肾动脉狭窄是引起高血压和/或肾功能不全的重要原因之一，患病率占高血压人群的 $1\% \sim 3\%$。目前，动脉粥样硬化是引起我国肾动脉狭窄的最常见病因之一，据估计约为 70%；其次为大动脉炎（约 25%）及纤维肌性发育不良（约 5%）。鉴于我国成人高血压患病率约达 18%，推测肾动脉狭窄的患病总数相当大。因此，安全准确地鉴别出肾动脉狭窄患者，并予以恰当的治疗具有十分重要的意义。

肾动脉狭窄诊断目的包括：①明确病因；②明确病变部位及程度；③血流动力学意义；④血管重建是否能获益。由于肾动脉狭窄的临床表现多无特异性，常依赖实验室检查做出诊断。虽可供选择的检查很多，但为了优化诊断流程，减少费用，仍需结合临床线索做进一步诊断性检查。其临床线索包括：①恶性或顽固性高血压；②原来控制良好的高血压失去控制；③高血压并有腹部血管杂音；④高血压合并血管闭塞证据（冠心病，颈部血管杂音，周围血管病变）；⑤无法用其他原因解释的血清肌酐升高；⑥血管紧张素转换酶抑制剂或紧张素 Ⅱ 受体拮抗剂降压幅度非常大或诱发急性肾功能不全；⑦与左心功能不匹配的发作性肺水肿；⑧高血压并两肾大小不对称。线索越多，则肾动脉狭窄的可能性越大，但单凭临床线索做出正确诊断的可能性不到一半。目前有许多无创诊断方法，主要包括两方面：肾动脉狭窄的解剖诊断（多普勒超声、磁共振血管造影、计算机断层血管造影）和功能诊断（卡托普利肾图、分肾肾小球滤过率、分肾静脉肾素活性），可根据临床需要和实际能获得的检查项目及医院的技术实力予以选择。经动脉血管造影目前仍是诊断肾动脉狭窄的金标准，用于确定诊断及提供解剖细节。如肾动脉主干或分支直径狭窄 >50%，病变两端收缩压差 >20mmHg 或平均压差 >10mmHg，则有血流动力学的功能意义。

四、主动脉缩窄

主动脉狭窄系少见病，包括先天性主动脉缩窄及获得性主动脉狭窄。先天性主动脉缩窄表现为主动脉的局限性狭窄或闭锁，发病部位常在主动脉峡部原动脉导管开口处附近，个别可发生于主动脉的其他位置，获得性主动脉狭窄主要包括大动脉炎、动脉粥样硬化及主动脉夹层剥离等所致的主动脉狭窄。主动脉狭窄只有位于主动脉弓、降主动脉和腹主动脉上段才会引发临床上的显性高血压，升主动脉狭窄引发的高血压临床上常规的血压测量难以发现，而肾动脉开口水平远端的腹主动脉狭窄一般不会导致高血压。本病的基本病理生理改变为狭窄所致血流再分布和肾组织缺血引发的水钠潴留和 RAS 激活，结果引起左心室肥厚、心力衰竭、脑出血及其他重要脏器损害。由于主动脉狭窄远端血压明显下降和血液供应减少，可导致肾动脉灌注不足。因此，这类高血压的发生虽然主要因机械阻力增加所致，但与肾脏缺血后释放肾素增多也有关。

主动脉缩窄主要表现上肢高血压，而下肢脉弱或无脉，双下肢血压明显低于上肢（ABI <0.9），听诊狭窄血管周围有明显血管杂音。无创检查如：多普勒超声、磁共振血管造影、计算机断层血管造影可明确狭窄的部位和程度。一般认为如果病变的直径狭窄 ≥50%，且病变远近端收缩压差 ≥20mmHg，则有血流动力学的功能意义。

五、阻塞性睡眠呼吸暂停低通气综合征

睡眠呼吸暂停低通气综合征是指由于睡眠期间咽部肌肉塌陷堵塞气道，反复出现呼吸暂停或口鼻气流量明显降低。临床上主要表现为睡眠打鼾，频

繁发生呼吸暂停的现象，可分为阻塞性、中枢性和混合性三型，以阻塞性睡眠呼吸暂停低通气综合征（OSAHS）最为常见。占 SAHS 的 80%～90%，是顽固性高血压的重要原因之一。至少 30% 的高血压患者合并 OSAHS，而 OSAHS 患者中高血压发生率高达 50%～80%，远远高于普通人群的 11%～12%。其诊断标准为每晚 7 小时睡眠中，呼吸暂停及低通气反复发作在 30 次以上和（或）呼吸暂停低通气指数≥5 次/小时；呼吸暂停是指口鼻气流停止 10 秒以上；低通气是指呼吸气流降低到基础值的 50% 以下并伴有血氧饱和度下降超过 4%。其临床表现为：①夜间打鼾，往往是鼾声—气流停止—喘气—鼾声交替出现，严重者可以憋醒。②睡眠行为异常，可表现为夜间惊叫恐惧、呓语、夜游。③白天嗜睡、头痛、头晕、乏力，严重者可随时入睡。部分患者精神行为异常，注意力不集中、记忆力和判断力下降、痴呆等。④个性变化，烦躁、激动、焦虑，部分患者可出现性欲减退、阳痿，患者多有肥胖、短颈、鼻息肉，鼻甲、扁桃体及悬雍垂肥大，软腭低垂、咽腔狭窄、舌体肥大、下颌后缩及小颌畸形，OSAHS 常可引起高血压、心律失常、急性心肌梗死等多种心血管疾病。

多导睡眠监测是诊断 OSAHS 的"金标准"：呼吸暂停低通气指数（AHI）是指平均每小时呼吸暂停低通气次数，依据 AHI 和夜间 SaO_2 值，分为轻、中、重度。轻度：AHI 5～20，最低 SaO_2≥86%；中度：AHI 21～60，最低 SaO_2 80%～85%；重度：AHI ＞60，最低 SaO_2 ＜79%。

减轻体重和生活模式改良对 OSAHS 很重要，口腔矫治器对轻、中度 OSAHS 有效；而中、重度 OSAHS 往往需用 CPAP；注意选择合适的降压药物；对有鼻、咽、腭、颌解剖异常的患者可考虑相应的外科手术治疗。

六、药物性高血压

药物性高血压是常规剂量的药物本身或该药物与其他药物之间发生相互作用而引起血压升高，当血压＞140/90mmHg 时即考虑药物性高血压，主要包括：①激素类药物；②中枢神经类药物；③非类固醇类抗炎药物；④中草药类；⑤其他。原则上，一旦确诊高血压与用药有关，应该停用这类药物，换用其他药物或者采取降压药物治疗。

第二章　中医药对高血压的认识与治疗

第一节　古典医籍对高血压的认识

一、汉代以前

关于眩晕与头痛的最早记载，可溯至殷商时期的甲骨文，其中关于"疾首"的记载，"疾首"即头部的疾病，当指头痛、头晕一类的病证。《周礼·天官》载"春时有痟首疾"，郑氏注曰："首疾，头痛也。"近来又有人对涉病卜辞做了进一步研究，重新归纳出 30 余种疾病，其中即有"病旋"，亦即今之眩晕，如此看来，疾首系指头痛的可能性更大。总之，甲骨文中已有关于眩晕和头痛的记载。在先秦至三国时期的医学文献中，对于两证的记载也较少，主要见于马王堆汉墓医书、《黄帝内经》《神农本草经》《难经》《伤寒杂病论》等，其中马王堆汉墓医书仅具两证病名，对于头痛病载其为巨阳脉与少阳脉所产病，此外并无更多记载，将这一时期眩晕与头痛的主要文献记载分述如下。

（一）《黄帝内经》

有关眩晕的记载最早见于《黄帝内经》，有"目眩""目瞑""眩仆""眩冒""掉眩""眩转"等不同称谓。《黄帝内经》对眩晕病因病机主要是通过脏腑和经络来认识的，认为肝、心、脾、肾、胆等脏腑或经脉的病变均可导致眩晕的发生，而主要在于肝肾。如《素问·至真要大论》曰："诸风掉眩，皆属于肝。"《素问·五常政大论》云："木曰发生……发生之纪，是谓启陈，土疏泄，苍气达，阳和布化，阴气乃随，生气淳化，万物以荣，其化生，其气美，其政散，其令条舒，其动掉眩巅疾……其经足厥阴少阳，其藏肝脾……其病怒。"《素问·五藏生成》谓："徇蒙招尤……过在足少阳、厥阴，甚则入肝。""下厥上冒，过在足太阴、阳明。"《素问·标本病传论》曰："肝病头目眩，胁支满……"从上述论述以肝为主，兼及与之相关联的少阳经脉（与足厥阴肝经相表里）、脾脏及太阴、阳明经。同样，心肾之病亦可导致眩晕，如《素问·至真要大论》曰："太阴司天，湿淫所胜……时眩……病本于肾。""太阳司天，寒淫所胜……时眩仆……病本于心。"另外结合《内经》针刺治疗多取足太阳及足少阴经穴，可推知其病与肾的关系极为密切。《内经》对于眩晕证病因病机的认识，大致有外邪所中、肝风内动、气血冲逆与气血脑髓不足等。如对肝风的认识，《素问·至真要大论》曰："诸风掉眩，皆属于肝。"《素问·六元正纪大论》："木郁之发，太虚埃昏，云雾以扰，大风乃至，屋发择木，木有变。故民病胃脘当心而痛，上支两胁，鬲咽不通，食饮不下，甚则耳鸣眩转，目不识人，善暴僵仆。"指出各种风病振颤眩晕的病证，都属于肝脏之病，认为肝郁太过，可致肝阳上扰，肝风内动，而有眩晕耳鸣之病。气血冲逆于上，气机逆乱，上实下虚，清空被扰也可导致眩晕。如《素问·生气通天论》："阳气者，大怒则形气绝，而血菀于上，使人薄厥。"《灵枢·五乱》："五行有序，四时有分，相顺则治，相逆则乱。清气在阴，浊气在阳，淫气顺脉，卫气逆行，清浊相干……乱于头，则为厥逆，头重眩仆。"由虚而致者多为髓海不足，如《灵枢·海论》："髓海不足，则脑转耳鸣，胫酸眩冒，目无所见，懈怠安卧。"《灵枢·口问》："故邪之所在，皆为不足。故上气不足，脑为之不满，耳为之苦鸣，头为之苦倾，目为之所眩……"可见《内经》认为眩晕之病，其病位在于巅顶脑部，对于病因病机的认识也多与其病位有关。如足厥阴肝经上达巅顶，足太阴肾、足太阳膀胱、足少阳胆经等都行经于头部。从病因来看，既有外风，又有内风，因风性上行，善袭人体上部，至于虚证更明确提出了系髓海不足，脑失所养而致。《内经》对于头痛的认识，在病因上有外伤和风、寒、湿、火、热等外邪所中，邪气侵犯头部经络，阻塞不通，而发为头痛。如《素问·奇病论》："帝曰：人有病头痛以数岁不已，此安得之，名为何病？岐伯曰：当有所犯大寒，内至骨髓，髓者以脑为主，脑逆故令头痛，齿亦痛，病名曰厥逆。"又有脏腑内生之火热邪气，上犯头部亦可致发头痛，如《素问·刺热》："肝热病者，小便先黄……其逆则头痛员员，脉引冲头也。心热病者……头痛面赤无汗……肺热病者……头痛不堪……"《素问·腹中论》："帝曰：病热而有所痛者何也？岐伯曰：病热者，阳脉也……夫阳入于阴，故病在头与腹，乃胀而头痛也。"《素问·六元正纪大论》："热至则身热，吐下霍乱……痈疽头痛。"《素问·至真要大论》："少阳司天，火淫所胜，则温气流行，金政不平。民病头痛发热恶寒而疟……"《素问·至真要大论》："太阴之胜，火气内郁，疮疡于中，流散于外，病在肤胁，甚则心痛热格，头痛喉痹项强……"而由于下虚上实所致者，其病在肾。如《素问·五藏生成》："头痛巅疾，下虚上实，过在足少阴、巨阳，甚则入肾。徇蒙招尤，目瞑耳聋，下实上虚，过在足少阳、厥阴，甚则入肝。"从上述论述可以看出，就眩晕与头痛而言，头痛之病主要在肾，多为下虚上实，而眩晕之病主要在肝，多为下实上虚。在治疗上《内经》十三方中无治眩晕、头痛之方，而专于针灸治疗，取穴以足太阳膀胱经和足少阴肾经的经穴为主。二经皆有经脉行于头，而足太阳膀胱经又和足少阴肾经相表里。其治以肾为主，这可能与《内经》所论"脑为髓之海""肾主骨生髓"的功能认识有关。

（二）《神农本草经》

《内经》未涉眩晕、头痛二证的药物治疗，约成书于东汉早期的《神农本草经》为我国现存最早的药物学专著，书中记载了多种用于治疗眩晕、头痛的药物。如菊花"治头风头眩，肿痛……"防风"治大风，头眩痛……"半夏治"头眩，胸胀"，治头痛的药物如细辛、川芎、麻黄、白鲜皮、藁本、厚朴、松萝等。从所载药物来看，说明当时对于眩晕、头痛的认识，外风说居于主导地位。

（三）《伤寒杂病论》

汉代张仲景《伤寒杂病论》多处以"眩、目眩、头眩、冒、冒眩、振振欲僻地"等表述眩晕、头痛。眩晕的病因病机，除感受外邪和因虚致眩以外，则着力揭示了痰饮所致的眩晕，补《内经》之所未备。痰饮停聚，一方面可使气机阻滞，清阳不升；另一方面，痰浊亦可上蒙清窍，从而致发眩晕。如《伤寒论》第67条："伤寒，若吐、若下后，心下逆满，气上冲胸，起则头眩……"第92条："太阳病发汗，汗出不解，其人仍发热，心下悸，头眩……"《金匮要略·痰饮咳嗽病脉证并治》第16条："心下有痰饮，胸胁支满，目眩，苓桂术甘汤主之。"第25条："心下有支饮，其人苦冒眩，泽泻汤主之。"第31条："假令瘦人脐下有悸，吐涎沫而癫眩，此水也，五苓散主之。"《金匮要略·妇人妊娠病脉证并治》第8条："妊娠有水气，身重，小便不利，洒淅恶寒，起则头眩……"在治疗上提出对于痰饮"当以温药和之"的基本治则，创制了以苓桂术甘汤为代表的一系列方剂。对于饮停中焦之证，用苓桂术甘汤法，健脾温阳利水；对于饮留下焦之证，用真武汤法，温肾阳，利水气。温阳利水法，对于眩晕的治疗具有重要的指导意义。现代临床发现，高血压病多有肾脏损害，致水液代谢障碍而出现水肿，应用中医温肾利水之法治疗，常可获得满意疗效，由此看来，仲景首创之功确不可没。因虚致眩者，除《内经》所论髓海空虚，脑失所养以外，仲景还阐发了因阳虚阳不上达和阴虚阴不制阳，孤阳上越，上扰清空而引发的眩晕。如《伤寒论》第93条："太阳病，先下而不愈，因复发汗，以此表里俱虚，其人因致冒……"是说因失治误治，阳气被伤，阳无以升而致眩晕。阴虚不能敛阳，致孤阳上越，同样可上冲于脑，发为眩晕。如《金匮要略·呕吐哕下利病脉证并治》曰："下利脉沉而迟，其人面少赤，身有微热，下利清谷者，必郁冒汗出而解，病人必微厥。所以然者，其面戴阳，下虚故也。"是说因脾气虚寒，下利阴伤，虚阳上越，而有面赤眩晕之病。张仲景在《伤寒论》中分别论述了太阳、阳明、少阳、厥阴等经的头痛见证，因三阳经脉俱上行于头，而足厥阴经脉亦会于巅顶，因此邪客于上述四经，脉气阻滞，或邪气循经上逆，都可引起头痛。从病因来看，既有寒客经脉，治当用辛温之剂以发散风寒，如《伤寒论·辨太阳病脉证并治》"太阳病，头痛，发热，汗出，恶风，桂枝汤主之"，又《伤寒论·辨太阳病脉证并治》"太阳病，头痛发热，身疼腰痛，骨节疼痛，恶风，无汗而喘者，麻黄汤主之"，又有阳虚虚寒中阻，阳气不能上达，头部经脉失于温煦所致者，治当温阳散寒降浊，如《伤寒论·辨厥阴病脉证并治》"干呕吐涎沫，头痛者，吴茱萸汤主之"，《伤寒论·辨太阳病脉证并治》"病发热头痛，脉反沉，若不瘥，身体疼痛，当救其里，四逆汤方""太阳病，二日反躁，凡熨其背，而大汗出，大热入胃，胃中水竭，躁烦必发谵语，十余日振栗自下利者，此为欲解也。故其汗从腰以下不得汗，欲小便不得，反呕，欲失溲，足下恶风，大便硬，小便当数，而反不数，及不多，大便已，头卓然而痛，其人足心必热，谷气下流故也"。也有因水饮而致者，治当攻逐水饮，如《伤寒论·辨太阳病脉证并治》"太阳中风，下利，呕逆，表解者，乃可攻之。其人汗出，发作有时，头痛，心下痞硬满，引胁下痛，干呕短气，汗出不恶寒者，此表解里未和也，十枣汤主之"。

二、隋唐时期

这一时期医学的发展主要体现在实践医学取得了非常突出的成就上，如疾病的认识、新药的发现、医方的创制等。据史籍记载，这一时期曾出现过许多医方类著作，惜多已亡佚。从现存的医学文献来看，在《诸病源候论》中，对于眩晕、头痛的病因病机进行了系统的阐述，《针灸甲乙经》《千金要方》《外台秘要》中分别记载了大量针灸治疗和药物治疗的经验。

（一）《脉经》

《脉经》为我国现存最早的脉学专著，由晋代王叔和撰于公元3世纪，书中主要汇集了《内经》《难经》以及扁鹊、华佗、张仲景等人的脉学资料，集晋以前脉学之大成，首次确立了寸口脉法的脏腑配属，对于以脉象来推断脏腑病机大有裨益。如据其所载："胆虚，左手关上脉阳虚者，足少阳经也。病苦眩……"以脉测证可知其证为少阳经阳气虚，阳不上达，脑窍失煦所致。书中还载有眩晕、头痛可见的多种脉象，如"关前为阳……阳弦则头痛""脉前大后小，即头痛目眩"，其他眩晕头痛可见之脉有"寸口脉浮大而疾""脉紧""脉弦""微细而弱""脉细而数""脉洪大长"等。这些脉象的记载，对我们今天推知当时眩晕、头痛与今之高血压病相关证候也极有意义，因其中的弦、紧、细弱、细数、洪大而长等均属高血压病常见之脉，提示我们这两种证候在当时见证中，可能有不少当属今之高血压病范畴。

（二）《诸病源候论》

《诸病源候论》是我国现存最早的一部病因证候学专著，作者为隋代医家巢元方。他的论述虽多承袭《内经》《难经》《伤寒杂病论》等中医学的基本理论，但在病因病机方面的论述尤详，使中医学的病因病机理论趋于系统化，并在许多疾病的认识上，有所创见和发挥。如《诸病源候论》认为，导致眩晕的病因病机有气血虚，风邪入脑；热病后饮食不节，湿热内蒸；肝气上逆；痰水内停；外感风邪；外伤失血等。虽然这些认识，除外伤失血以外，《内经》《伤寒》均已提及，但巢氏对于病机的认识更为详尽和透彻，如在"目眩候"中论曰："五脏六腑之精华，宗脉之所聚也。筋骨血气之精，与脉并为目系，系上属于脑。若腑脏虚，风邪乘虚随目系入于脑，则令脑转而目系急，则目眴而眩也。"从生理角度，把目之眩与头之晕联系在了一起，并首次提出了"风邪入脑"的理论，比之《内经》的"血之与气，并走于上""厥巅疾"等认识更为明确和具体。在"痰结实候"中则详细地论述了痰水互结致发眩晕的病机，称："痰水积聚，在于胸腑，遇冷热之气相搏，结实不消，故令人心腹痞满，气息不安，头眩目暗。"尤为可贵的是，巢氏提出了饮食和生活因素，在眩晕病发作中的致病作用，认为如过食滋腻厚味等助湿生热之品，或饮酒房劳，势必会使助湿生热，耗损阴液，湿热内蒸，上蒙清窍，而致眩晕。如在"虚劳骨蒸候"中巢氏认为脑蒸的见证为头眩闷热，而各种蒸候产生的原因多由"热病患愈后，食牛羊肉及肥腻，或酒或房，触犯而成此疾"。这些认识，对于包括眩晕证在内的多种疾病的预防调护均具有重要的指导意义。对于头痛，巢氏在"头面风候"中提出了诸阳经脉上走于头面，阳虚为风邪所乘可发头痛，而在"膈痰风厥头痛候"中曰："膈痰者，谓痰水在于胸膈之上，又犯大寒，使阳气不行，令痰水结聚不散，而阴气逆上，上与风痰相结，上冲于头，即令头痛。或数岁不已，久连脑痛，故云膈痰风厥头痛。"认识到"风痰相结，上冲于头"可令头痛，对于后世产生了重要影响。巢氏之书不涉药物治疗，即他所谓"汤熨针石，别有正方"，说明当时的医方著作较多，但他在每个证候之后多列有"补养宣导"之类的保健治疗方法，对于眩晕、头痛二证，书中也介绍了多种导引治疗法。

（三）《千金方》

《千金方》是《备急千金要方》和《千金翼方》的合称，作者为唐代著名医学家孙思邈，两书均载有大量医方，其中有多首用治眩晕、头痛证的医方。孙氏非常重视风病，《千金要方·序例·"诊候第四"》提出："地水火风，和合成人。凡人火气不调，举身蒸热；风气不调，全身强直，诸毛孔闭塞；水气不调，身体浮肿，气满喘粗；土气不调，四肢不举，言无音声。火去则身冷，风止则气绝，水竭则无血，土散则身裂。"由于受到印度佛学思想的影响，孙思邈认为人是由地水火风四大元素构成，人体内也有正常之风气，"风止则气绝"，风也是维持人体正常生命活动的必要条件，认为脏腑风虚，易为邪乘，且以风邪最为多见。《千金要方》和《千金翼方》都列有"风眩"等多种病证的治方，对于包括眩晕、头痛在内的多种疾病，孙氏皆擅从风论治。从他的治方用药分析，他非常擅用补气养血祛风之品。如常用人参、白术、当归、茯苓、桂心、黄芪等补气补血之品，并常加入防风、独活、川芎等祛风行气药。由此也不难看出，他是以脏腑之虚，风邪易袭的"外风"说为主来认识眩晕和头痛的。对于内风说，书中亦有记载，如《备急千金要方·风眩》载："徐嗣伯曰：夫风眩之病，起于心气不定，胸上蓄实，故有高风面热之所为也。痰热相感而动风，风心相乱则闷瞀，故谓之风眩。"认为痰热互结可致动风，风心相乱后致眩。除了内治方以外，书中还记载了外洗、摩顶、渍渍等外治法。如《千金翼方》载有以水煮吴茱萸三升，用绵拭发根或以水、盐、蛇床子同煮浸头后，包裹四五日，然后用水冲洗治疗眩晕的外洗法。《千金要方·头面风第八》还载有用附子、盐摩顶治疗头痛的外治法。吴萸性热，蛇床子性温，均可散寒祛风止痛；盐咸寒下行，入肾经。风寒祛，经络通故眩晕、头痛可除。

三、宋金元时期

宋代初期，社会比较稳定，包括医药在内的经济、科学、文化都有较大的发展。宋代朝廷在政治上显著的变化是加强了文官统治，重视文士的培养。又非常重视医药事业，使一大批文士进入到医药队伍中来，提高了医药队伍的文化素质，并多次组织编撰、校订医药书籍，为中医学的发展奠定了良好的基础。另外，宋代开始推行五运六气学说的研究，日渐盛行，为此，当时的医家都非常重视外风为病。又由于风与肝木相应，在脏腑的认识上，肝脏也受到广泛的重视。这一特点，也充分反映在对于眩晕、头痛的认识上。认为由于体虚感受风邪，可发为眩晕、头痛，在治疗上以祛除外风为主，兼以理气化痰。发展至金元时期以后，其新理论不断涌现，如刘完素的火热论、张子和的攻邪论、李东垣的脾胃论、朱丹溪的相火论等，特别是丹溪对于痰证、郁证、火证的辨治心法，极有见地，向为后世推崇，丹溪直陈"无痰不作眩"的辨治思想，也对眩晕、头痛的认识产生了极大的影响。

（一）《太平圣惠方》

由宋代王怀隐等人奉敕编撰，汇集了两汉至宋初的历代方剂 16834 首，因其为官修方书，对医家的辨证用方都有至深的影响。书中对眩晕、头痛病因病机的认识仍以外风为主，认为由于体虚，外为风邪所伤，风邪入脑，则成头痛、眩晕。但在两证又略有区别，眩晕多兼风湿，这可能和湿浊阻遏阳气，昏蒙不清的特征有关，正《内经》所谓"因于湿，首如裹"。而头痛除真头痛由风寒入脑所致之外，则多与风热痰厥有关。如《太平圣惠方·卷四十》载："夫诸阳之脉，皆上行于头面，若人气血俱虚，风邪伤于阳经，入于脑中，则令头痛也。又有手三阳之脉受风寒，伏留而不去者，名厥头痛。厥者逆也，言其脉厥逆而不顺行，逆壅而冲于头故也。又有入连在脑，痛甚手足冷者，名真头痛。由风寒之气，循风府而入于脑，故云入连在脑，则痛不可忍。其真头痛不可疗也，余皆是风热痰厥头痛者矣。"书中治眩晕方亦有数十首，如杜若散、防风散、前胡散、汉防己散、赤茯苓散、蔓荆子散、独活散、天雄散等，其用药特点为祛风解表兼以除湿、化痰。祛风药常用：防风、川芎、前胡、藁本、飞廉、防己、葛根、羌活、独活、蔓荆子等，其中多兼有化湿之效；化痰常用：旋覆花、半夏、陈皮、枳壳、白术、茯苓、桑白皮等。另有治疗妇人眩晕方 8 首，多入补益气血、肝肾或脾胃之品，如人参、黄芪、山茱萸、肉桂、茯苓、酸枣仁等。治头痛方的记载分别见于"治伤寒头痛诸方""治时气头痛诸方""治热病头痛诸方""治风头痛诸方""治头痛诸方"等部分，共载方数十首，如防风散、旋覆花散、石膏丸、恒山散、石膏散、芎劳散、山茱萸散、木乳散等，其用药特点为祛风兼以清热、化痰，药用石膏、菊花、旋覆花等，清热即用石膏大剂苦寒，亦用菊花之疏散头目之风热。

（二）《全生指迷方》

《全生指迷方》为宋代王贶所撰，书中首次将眩晕作为独立病证予以专门论述，并将其分为风眩、痰眩、气眩、劳风四类，与后世所谓"风、火、痰、虚、瘀"的病证特点十分接近。如其论风眩："头眩之状，谓目眩旋转，不能俯仰，头重不能举，目不能开，闭则不能视物，（史氏《指南方》云：观物如反，或如浮水）或身如在车船上，是谓徇蒙招尤，目瞑耳聋，下实上虚，过在足少阳厥阴，由肝虚血弱，则风邪乃生，盖风气通于肝。又曰：诸风掉眩皆属于肝。左手关脉虚弦，谓之风眩，香芎散、桃红散主之。"痰眩："若头眩，发则欲呕，心下温温，胸中如满，由胸上停痰，胃气不流，盘郁不散，气上腾入脑，脑满则眩，关脉沉弦，或谓之痰眩，旋覆花丸主之。"气晕："若但晕而不眩，发则伏地昏昏，食顷乃苏，由荣卫错乱，气血溷浊，阳气逆行（《指南》云：此由邪客诸气，阴阳持厥，上者不得下，下者不得上，上下相隔，精神散乱）。上下相隔，气复通则苏，脉虚大而涩，谓之气晕，流气饮子、草乌头汤主之。"劳眩："若但欲上视，目瞑不能开，开而眩，唾出若涕，恶风振寒，由肾气不足，动作劳损，风搏于肺，肾气不足，膀胱不荣于外，故使强上瞑视。因其劳而受风在肺，故唾出若涕而恶风，谓之劳风，芍药黄芪汤主之。"以病机分类并析其见证之不同，对临床辨证和后世辨证分型都有积极的影响，但书中未列头痛证，所涉内容极少。

（三）《三因极一病证方论》

《三因极一病证方论》由宋代陈无择撰于 1174 年，书中进一步阐述了"三因致病说"，把复杂的病因分为三大类，一为内因，即内伤七情；二为外因，即外感六淫；三为不内外因，包括饮食饥饱、呼叫伤气、虎狼虫毒、金疮压溺及其他非内因和外因的病因。书中对于眩晕、头痛的认识，陈氏以三因归类分析，独具特色。如书中载曰："头者诸阳之会，上丹产于泥丸宫，百神所集。凡头痛者，乃足太阳受病，上连风府眉角而痛者，皆可药愈；或上穿风府，陷入于泥丸宫而痛者，是为真头疼，不可以药愈，夕发旦死，且发夕死，责在根气先绝也。原其所因，有中风寒暑湿而疼者，有气血食饮厥而疼者，有五脏气郁厥而疼者。治之之法，当先审其三因，三因既明，则所施无不切中。"陈氏认为头痛的病因广及三因，外如风寒暑湿，内如五脏气郁气血阴阳之厥等，不内外因饮食等，而其病位在于头。对于眩晕证，陈氏提出："方书所谓头面风者，即眩晕是也。然眩晕既涉三因，不可专为头面风，如中伤风寒暑湿在三阳经，皆能眩人，头重项强，但风则有汗，寒则掣痛，暑则热闷，湿则重着，吐逆眩倒，属外所因；喜怒忧思，致脏气不行，郁而生涎，涎结为饮，随气上厥，伏留阳经，亦使人眩晕呕吐，眉目疼痛，眼不得开，属内所因；或饮食饥饱，甜腻所伤，房劳过度，下虚上实，拔牙金疮，吐衄便利，去血过多，及妇人崩伤，皆能眩晕，眼花屋转，起而眩倒，属不内外因。治之各有法。"认为外因致病多为外邪侵袭三阳经，邪入于脑所致；内因致病多为七情所伤，使脏气不行，郁而生痰，痰气上逆所致；而不内外因则多致下虚上实之证。特别是关于七情所伤病因的认识，具有重要的临床意义。虽然《内经》中有"大怒则形气绝，而血菀于上，使人薄厥"的记载，但仅及七情之怒，而未明确把七情因素作为本证的病因。治疗上列有芎辛汤、藿香散、惺惺散等14首方剂用治头痛，大豆紫汤、三五七散等8首方剂用治眩晕，虽列方不多，但各方立法严谨，遣药精当。

（四）《济生方》

《济生方》又称《严氏济生方》，为南宋时期严用和所撰，成书于1253年。为严氏50余年临证经验的总结。在论及眩晕证时，他指出："《素问》云：诸风掉眩，皆属于肝。则知肝风上攻，必致眩晕。所谓眩晕者，眼花屋转，起则眩倒是也。由此观之，六淫外感，七情内伤，皆能所致。当以外证与脉别之，风则脉浮，有汗，项强不仁；寒则脉紧，无汗，筋挛掣痛；暑则脉虚，烦闷，湿则脉细，沉重，吐逆。及其七情所感，遂使脏气不平，郁而生涎，结而为饮，随气上逆，令人眩晕，眉棱骨痛，眼不可开，寸脉多沉，有此为异耳。与夫疲劳过度，下虚上实，金疮吐衄便利，及妇人崩中去血，皆令人眩晕，随其所因治之，乃活法也。"很显然，对于眩晕病因病机，严用和深受陈无择《三因极一病证方论》的影响，但他又进一步明确了其病机的中心当在于肝，为肝风之病。对于头痛证，严用和说："凡头痛者，血气俱虚，风、寒、暑、湿之邪伤于阳经，伏留不去者，名曰厥头痛。盖厥者逆也，逆壅而冲于头也。痛引脑巅，甚而手足冷者，名曰真头痛，非药之能愈。又有风热痰厥，气虚肾厥。新沐之后，露卧当风，皆令人头痛。治法当推其所自而调之，无不切中者矣。……阳逆于上而不顺，冲壅于头，故头痛也。风寒在脑，邪热上攻，痰厥肾厥，气虚气攻，皆致头痛。"认为风寒侵袭、邪热上攻、阳气冲逆、肾虚痰厥等皆为致病之因，其分析论述颇为准确。在治疗上，严氏盛赞"唯蝎附丸治气虚气攻头痛尤合"，以其"附子取其助阳以扶虚，钟乳取其补阳以镇坠，全蝎取其钻锥之义，葱涎则取通行其气，汤使用以椒盐，盖椒能下达，盐能引用，使虚气归于其下。对证用之，无不作效者矣"。这一温经止痛、辅以虫蚁搜剔的治疗方法，受到后世医家广泛效法。

（五）《素问玄机原病式》

《素问玄机原病式》为金代医家刘完素的代表性著作，他在《素问·至真要大论》病机十九条的基础上，结合个人见解和五运六气学说，专论五运主病和六气为病的病机学说。提出了"六气皆从火化""五志过极皆为热甚"的理论，并创立辛凉解表和表里双解之法，擅用寒凉之剂，而被后世称为"寒凉派"。他对于眩晕的认识也力主火热，认为风火致眩。如他在分述《素问·至真要大论》"诸风掉眩，皆属于肝"的病机时，称："掉，摇也。眩，昏乱旋运也。风主动故也。所谓风气甚，而头目眩运者，由风木旺，必是金衰不能制木，而木复生火，风火皆属阳，多为兼化，阳主乎动，两动相搏，则为之旋转。故火本动也，焰得风则自然旋转。……故春分之后，风火相搏，则多起飘风，俗谓之旋风是也，四时多有之。由五运六气千变万化，冲荡击搏，推之无穷，安得失时而便谓之无也。但有微甚而已。人或乘车跃马、登舟环舞而眩运者，其动不正，而左右纡曲，故经曰：曲直动摇，风之用也。眩运而呕吐者，风热甚故也。"

（六）《儒门事亲》

《儒门事亲》原书 3 卷，为张从正所著，约成书于金正大年间（1224—1231）。今之通行本共有 15 卷，除前 3 卷外，其余《治病百法》《十形三疗》《杂记九门》《撮要图》《治法杂论》《三法六门》《刘河间先生三消论》等内容，系其弟子门人及麻知几、常仲明等人载述其学而成。子和精研《素》《难》之学，推崇名医刘完素，为刘氏之私淑弟子。时医好补成习，子和力匡时弊，反对囿于"局方"，滥用温燥。认为一切病邪均非人体所固有，一经致病即当速去，理论上力倡攻邪，临证善于攻下，因此被后世称为"攻下派"。张氏擅用汗、吐、下三法，对于眩晕、头痛的治疗亦然。如他以独圣散治疗风眩证，认为风眩之病是由于寒痰结于胸中所致，"可用独圣散吐之，吐讫，可用清上辛凉之药。"对于头痛证张氏更是首创通腑泻热之法，《儒门事亲》载子和治偏头痛案，指出："不问男子妇人，患偏正头痛，必大便涩滞结硬，此无他。头痛或额角，是三焦相火之经及阳明燥金胜也。燥金胜，乘肝则肝气郁，肝气郁则气血壅，气血壅则上下不通，故燥结于里，寻至失明。治以大承气汤。"认为由于气机壅滞，腑气不通，升降失序，上下不通而致头痛，故用大承气汤通腑泻热。这一治法的创立，具有非常重要的意义，对后世医家也产生了深远的影响，至今仍有不少医家宗通腑泻热之法来治疗中风和高血压等病证。

（七）李东垣的著作

李东垣为金代著名医学家，主要著作有《内外伤辨惑论》《脾胃论》《兰室秘藏》等。他认为在临床上，各种疾病的发生，包括外感病在内，都以"内伤"，即体内正气的损伤为主要因素，创立了内伤脾胃学说。在治疗上主张以补脾胃之气为主，擅用补气、升阳、散火、除湿等法。李氏对于眩晕、头痛证的认识，也多从脾胃的角度入手，认为脾胃受伤，使清气不升，遂致头痛目眩。如《脾胃论》曰："夫饮食失节，寒温不适，脾胃乃伤……脾胃一伤，五乱互作，其始病遍身壮热，头痛目眩，肢体沉重……""五乱"即五脏气乱，在东垣看来，脾胃为五脏之本，脾胃一伤，五脏之气皆乱。《脾胃论》

"胃气下溜""五脏气皆乱""其为病互相出见论"中引《灵枢》之文，提出五乱是指气"乱于心""乱于肺""乱于肠胃""乱于臂胫""乱于头"，而气乱于头"则为厥逆，头重眩仆"。东垣将头痛分为了内伤头痛与外感头痛两大类，如他在《内外伤辨惑论》中说："内证头痛，有时而作，有时而止；外证头痛，常常有之，直须传入里实方罢。此又内外证之不同者也。"在头痛治疗上，东垣具有非常丰富的体验，他主张以风药为主，认为高巅之上，唯风药可及，"凡头痛，皆以风药治之者，总其大体而言之也，高巅之上，唯风可到。故味之薄者，阴中之阳，乃自地升天者也。"并在《伤寒论》三阳头痛和厥阴头痛的基础上，补充了太阴头痛和少阴头痛，详论分经用药之法，对于后世头痛治疗用药，产生了极大影响。提出太阳头痛，川芎、羌活、独活、麻黄之类为主；少阳经头痛，柴胡为主；阳明头痛，升麻、葛根、石膏、白芷为主；太阴头痛，苍术、半夏、南星为主；少阴经头痛，麻黄、附子、细辛为主；厥阴头项痛，吴茱萸汤主之。又称："血虚头痛，当归、川芎为主；气虚头痛，人参、黄芪为主；气血俱虚头痛，调中益气汤少加川芎、蔓荆子、细辛，其效如神。白术半夏天麻汤治痰厥头痛药也，青空膏乃风湿热头痛药也，羌活附子汤治厥阴头痛药也。……洁古曰：此厥阴太阴合病，名曰风痰，以局方玉壶丸治之。"概括了其独到的治疗经验，对于头痛的治疗极具参考价值。同时，东垣在眩晕、头痛的治疗上，还很重视调理脾胃，认为脾胃气虚、浊痰上逆是二证发生的重要病机。并且极重天麻的治疗作用，《兰室秘藏·头痛》云："足太阴痰厥头痛，非半夏不能疗；眼黑头旋风虚内作，非天麻不能除。"天麻，味甘性平，主入肝经，有熄风、定惊之效。现代药理研究发现，天麻具有镇静、抗惊厥、镇痛、强心、扩张血管、降血压等作用，临床上也被广泛应用于原发性或肾性高血压、神经衰弱、血管神经性头痛及多种疼痛的治疗。

（八）朱丹溪的著作

朱震亨，字彦修，元代婺州义乌（今浙江义乌）人，世居丹溪之边，故以之为号。初习理学，中年之后方专心攻读医学。因其时局方盛行，医者多用辛温香燥而罔效，遂治装出游访师求学，后得投刘完素之再传弟子罗知悌先生门下。罗氏不仅精通《内经》《难经》及刘完素学说，而且旁涉张从正、李杲二家之学，丹溪尽得其学。参以己悟，体会到温热相火，为病最多。倡相火论，提出"相火妄动""煎熬真阴"，认为"阳常有余，阴常不足"，在治疗上善用滋阴降火之法，又被后世称为"滋阴派"。著有《格致余论》《局方发挥》《本草衍义补遗》《伤寒辨疑》《外科精要发挥》《素问纠略》《金匮钩玄》（经戴思恭校补）等。此外尚有《丹溪心法》《丹溪手镜》《丹溪医论》《丹溪医案》《脉因症治》《丹溪心法附余》《丹溪心要》《丹溪发明》《丹溪心法类集》等10余种著作，为其门人及私淑弟子所辑。丹溪于火证、痰证、郁证论治最具心法，对于多种病证，均善从三候辨治。对于头痛证，认为多由痰火所致，《丹溪心法·头痛》"头痛多主于痰，痛甚者火多"，治疗上"有可吐者，可下者"，《丹溪治法心要·头痛》"痰热当清痰降火，风寒外邪者当解散"。对于眩晕证，丹溪力倡"无痰不作眩"的病机。《丹溪心法·头眩》曰："头眩，痰，挟气虚并火。治痰为主，挟补气药及降火药。无痰则不作眩，痰因火动。"明确提出"无痰不作眩"的病机，并对后世产生了极为深远的影响。在治疗上主张以治痰为主，兼以补气降火。认为痰有湿痰与火痰之别，治疗上亦有所区别，"又有湿痰者，有火痰者。湿痰者，多宜二陈汤。火者，加酒芩。挟气虚者，相火也，治痰为先，挟气药降火，如东垣半夏白术天麻汤之类。眩晕不可当者，以大黄酒炒为末，茶汤调下，火动其痰，用二陈加黄芩、苍术、羌活，散风行湿。左手脉数热多，脉涩有死血；右手脉实有痰积，脉大是久病（久一作虚）。久病之人，气血俱虚而脉大，痰浊不降也。"充分反映了他治痰为先，兼以补气降火的治疗特色。眩晕治疗用药，丹溪主张以升降镇坠行气为主，不宜用汗下药。眩晕、头痛之病，多有气上之虞，故丹溪主张行气而不宜升散，宜镇、宜行、宜化，汗下之药常伤人体阴液，且汗药多具升散之性，而丹溪又主阴常不足，故弃而不用。但对于"眩运不可当者，以大黄酒为末，茶汤调下即止"。朱氏称其为急则治标之法，也可谓子和通腑泻热法之余绪。另外他还注意辨体施治，如《丹溪心法·头眩》载："肥白人气虚而挟痰者，四君子汤倍蜜炙黄芪，加半夏橘红，或少加川芎芥穗，以清得头目也。黑瘦人二陈汤加片芩薄荷，入竹沥汁加童便服。"说明丹溪已经注意到不同的体质因素在疾病发生和发展过程中的重要作用，体质反映着机体对某些疾病的易感性和不同的反应特点。肥白之人，多形盛气虚，易聚湿生痰，故入以补气化痰之品；黑瘦之人多阴虚兼火，因此在除湿化痰的基础上加入凉润清热之药。

四、明代

承继宋元时期医学发展的良好基础，明代医学在宋金元时期医学理论发展的基础上，通过实践加以综合融化，在医学理论与临证实践方面都取得了长足的进步，理论主张和临床治疗都有许多特色鲜明的创见，呈现出极为丰富和多元化的特点，如温补学派的形成，温病病因学说的出现，对于命门、阴阳学说的研究，以及实践医学的进步等，对于眩晕、头痛的认识与治疗也有了进一步的发展。

（一）《玉机微义》

明代徐彦纯撰，刘宗厚续增。徐氏原著撰于1368年，书名《医学折衷》，立论以《内经》的论述为主，兼采金元诸家学说，详论病证17门。刘氏仿其体例，在其基础上续增33门，书成于1396年，改名为《玉机微义》。书中引述了许叔微、刘完素、成无己、严用和、张子和等人对眩晕"属肝虚""属肝木风火""属虚""内外所因等证"和"有饮宜吐"的见解，其后加按语加以阐释，尤其是作者对于眩晕证"上盛下虚"的发挥，堪补前人之未备。《玉机微义》载曰："眩晕一证，人皆称为上盛下虚所致，而不明言其所以然之故。"刘氏认为："盖所谓虚者，血与气也；所谓实者，痰涎风火也。"在治疗上，当原病之由，气虚者，为清气不能上升或汗多亡阳而致，当升阳补气；血虚者，乃因亡血过多，阳无所附而然，当益阴补血。因痰涎郁遏者，宜开痰导郁，重则吐下；因风火所动者，宜清上降火；因外感而得者，当散邪为主。在用药上，对于气不归元之证有用丹药镇坠、沉香降气之法，但他认为治病求其本即可，不必用此，其所以然者，因"香窜散气，丹药助火，其不归之气岂能因此而复耶"？"温热金石镇坠之药，虽能补下焦之阳虚，然金石体质虽重，必候火煅而成，如佐以燥热之药，多致飞越之亢，况眩晕多有属风属火之证，用者宜致思焉"。对于头痛证，分别引述《内经》《难经》以来的多家论述，论列厥头痛、真头痛、伤寒头痛、三阳头痛、头痛脉法、诸经用药之法及头痛属火热之病等多家见解，其评述亦较允当，但鲜有独到观点。

（二）《慎斋遗书》

明代周子干著述，由其门人整理记录而成。作者临证经验丰富，书中将其平生经验归纳为 26 字元机，还载有用药权衡、炮制心法、古经解、古方解等治学临证心得以及临床各科证治，其论密切结合作者经验，治疗选方尤多效验。周氏虽然认为"头晕有肾虚而阳无所附者，有血虚火升者，有脾虚生痰者，有寒凉伤其中气，不能升发，故上焦元气虚而晕者，有肺虚肝木无制而晕者"，但他较重视阳气的作用，认为"头为诸阳之首，病人头晕，清阳不升也。头重不能抬起，阳虚不能撑持也"，以阳虚较为多见。据头痛部位，辨析了其所属经脉及引经用药之法，如："额之上痛属肝，用川芎；两旁痛属胆，用柴胡；脑后痛属少阴，用细辛；正额两眉上痛，属阳明，用白芷。"具有较高的临床价值。周氏从气血的角度分析了上焦与下焦病证特点之不同，认为上焦之病多在气分，气虚不能行血，但血行气自生，故治疗时不用补气之参、芪而用补血活血行气之川芎、当归、紫苏等；下焦之病多为气滞而血无所化，行气而血自生，故治疗时当引气下达则血自生，如治小腹痛之小茴香、吴茱萸等。进而指出头痛虽为上焦气分之病，实由血分所致之也，故治上宜兼血，不可专用气药。

（三）《证治准绳》（《六科证治准绳》）

明代王肯堂写于 1602 年，包括《杂病证治准绳》《杂病证治类方》《伤寒证治准绳》《疡医证治准绳》《幼科证治准绳》《女科证治准绳》六部分，全书以阐述临床各科证治为主。每一病证首先综述明代以前医家论述，后阐明己见，具有较高的实用价值。王氏对于头痛的病因病机颇多阐发，《杂病证治准绳·头痛》云："脏腑经脉之气逆上，乱于头之清道，致其不得运行，壅遏经隧而痛者也。盖头象天，三阳六腑清阳之气皆会于此，三阴五脏精华之血亦皆注于此。于是天气所发六淫之邪，人气所变五贼之逆，皆能相害，或蔽覆其清明，或瘀塞其经络，因与其气相薄，郁而成热则脉满，满则痛。"

"瘀塞其经络",明确提出了瘀血导致头痛的病机,是对头痛病机认识的进一步发展。并论述了虚、实、风木、暑热、湿、痰饮、寒、气虚、血虚诸头痛证候辨别之法,"若邪气稽留则脉亦满,而气血乱故痛甚,是痛皆为实也。若寒湿所侵,虽真气虚,不与相薄成热,然其邪客于脉外则血泣脉寒,寒则脉缩卷紧急,外引小络而痛,得温则痛止,是痛为虚也。如因风木痛者,则抽掣恶风,或有汗而痛。因暑热痛者,或有汗,或无汗,则皆恶热而痛。因湿而痛者,则头重而痛,遇天阴尤甚。因痰饮而痛者,亦头昏重而痛,愦愦欲吐。因寒而痛者,绌急恶寒而痛。各与本脏所属,风寒湿热之气兼为之状而痛。更有气虚而痛者,遇劳则痛甚,其脉大。有血虚而痛者,善惊惕,其脉芤。用是病形分之,更兼所见证察之,无不得之矣。"

(四)《景岳全书》

明代医家张介宾。全书 64 卷,包括《传忠录》《脉神章》《伤寒典》《杂证谟》《妇人规》《小儿则》《痘疹诠》《外科钤》《本草正》《新方八略》《古方八阵》等内容,对中医学理论及临床各科病证均有深入阐述,汇集了他对中医学的主要创见。如对于阴阳及命门学说的论述,力主温补,独重肾阴肾阳的学术思想等。与丹溪"无痰不作眩,当以治痰为主"不同,张氏认为"眩运一证,虚者居其八九,而兼火兼痰者,不过十中一二耳",主张"无虚不作眩,当以治虚为主"。他进一步发挥了刘宗厚《玉机微义》"所谓虚者,血与气也;所谓实者,痰涎风火也"的认识,指出其虚因气与血,其实因痰涎风火。虚为病之本,实为病之标。其治虚尤其推崇大补元煎、十全大补汤及熟地、当归、枸杞等温补肾阴肾阳之用,认为"伐下者必枯其上,滋苗者必灌其根。所以凡治上虚者,尤当以兼补气血为最"。他力主补虚,反对河间、丹溪的降火化痰之治,但并非弃而不用,如见有风、火、痰证,亦斟酌用之,如景岳所云:"其或有火者,宜兼清火;有痰者,宜兼消痰;有气者,宜兼顺气。亦在乎因机应变,然无不当以治虚为先,而兼治为佐也。"指出诸证皆补,随其兼证而行清火、消痰、顺气等兼治之法。景岳对于头痛的认识也颇具心得,指出:"凡诊头痛者,当先审久暂,次辨表里。盖暂痛者,必因邪气;久病者,必兼元气。以暂病言之,则有表邪者,此风寒外袭于经也,治宜疏散，最忌清降；有里邪者，此三阳之火炽于内也，治宜清降，最忌升散，此治邪之法也。其有久病者，则或发或愈，或以表虚者，微感则发，或以阳胜者，微热则发，或以水亏于下，而虚火乘之则发，或以阳虚于上，而阴寒胜之则发。所以暂病者当重邪气，久病者当重元气，此固其大纲也。然亦有暂病而虚者，久病而实者，又当因脉、因证而详辨之，不可执也。"以病程长短辨其有邪无邪。病程短者，重在治邪，表邪治当疏散，里邪治当清降；病程较长者，多有元气之虚，重在补其虚。张氏还对眩晕与头痛二证进行了辨别，提出："头痛之病，上实证也；头眩之病，上虚证也。"并宗《素问》"是以头痛巅疾，下虚上实"之说，进一步阐述其机，"上实下虚为厥巅疾，此以邪气在上，所以为痛"。与头痛不同，认为眩晕多由"上气不足"所致，"上虚则眩"。在治疗上亦有不同，"上实者宜降宜抑，上虚者最不宜再伐生气。"他又认为，头眩有大小之异，指出："头眩有大小之异，总头眩也，于此察之，可得虚实之情矣。何以言之？如今人之气禀薄弱者，无论少壮，或于劳倦，或于酒色之后，或忽有耳鸣如磬，或头眩眼黑，倏顷而止者，乃人所常有之事。至于中年之外，多见眩仆猝倒等证，亦人所常有之事，但忽运而忽止者，人皆谓之头运眼花，猝倒而不醒者，人必谓之中风中痰。不知忽止者，以气血未败，故旋见而旋止，即小中风也；猝倒而甚者，以根本既亏，故遽病而难复，即大头眩也，且必见于中年之外，而较之少壮，益又可知。于此察之，则其是风非风，是痰非痰，而虚实从可悟矣。何今人不识病机，但见眩仆不语等证，无不谓之风痰，而非消即散，吾恐几微之气，有不堪再加铲削矣，深可悲也！"他所谓大头眩，当为中风之证，可见张氏已认识到眩晕与中风轻重程度之别及其关联性。眩晕为中风之始，中风乃眩晕之渐，然眩晕又不全发展为中风，这些认识对于眩晕证的治疗及预后都很有参考价值。

（五）《医宗必读》

明代李中梓撰于 1637 年，书凡 10 卷，为李氏的代表性著作。师古而不泥古，书采各家，融贯古人，条分缕析，间杂己意，立论中肯，辨析精详。该书第八卷列有头痛一证，对不同证候的临床特点也有精辟的论述。李中梓认为头痛之证，多风、寒、虚，如《医宗必读·头痛》曰："愚按：经之论头痛，风也、寒也、虚也。运气论头痛十条，《伤寒论》太阳头痛条，皆六气相侵，与真气相搏，经气逆上，干清道，不得营运，壅遏而痛也。"他详细辨别了虚、实、寒、热、风、湿、气、血诸痛及偏头痛左、右侧头痛之不同，认为"若邪气稽留脉满而气血乱，则痛乃甚，此实痛也；寒湿所侵，真气虚弱，虽不相薄成热，然邪客于脉外则血泣、脉寒、蜷缩、紧急，外引小络而痛，得温则痛止，此虚痛也；因风痛者，抽掣恶风；因热痛者，烦心恶热；因湿痛者，头痛而天阴转甚；因痰痛者，昏重而欲吐不休；因寒而痛者，绌急而恶寒战栗；气虚痛者，恶劳动，其脉大；血虚痛者，善惊惕，其脉芤"。偏头痛者，"左为血虚，右为气热"。特别是他还发现了头风证必害于目之临床特点，古代医家多从病程长短来区分头痛与头风，对其实质性的临床区别，未见有明确记载，如王肯堂在《证治准绳》中说："医书多分头痛、头风为二门，然一病也。但有新久去留之分耳。浅而近者名头痛，其痛猝然而至，易于解散速安也。深而远者为头风，其痛作止不常，愈后遇触复发也，皆当验其邪所从来而治之。"而李氏指出："新而暴者，但名头痛；深而久者，名为头风。头风必害眼者，经所谓东风生于春，病在肝，目者肝之窍，肝风动则邪害空窍也。"可见，他认为头痛多外邪侵袭，病程短，多实证；而头风则多为肝风内动之证，故必害肝窍。这与现代临床高血压性头痛的临床特点极为相似，由于眼底血管和视网膜的改变，高血压病患者常有视力退行性的变化。

五、清代

清代临证医学仍有很大的发展，如关于温病学派的形成及其临床应用，胃阴学说的创见，肝病学说的发展，气血论治的进步，奇经理论的临床应用及外治法的总结等，都在前代的基础上有了很大的进步与发展。与此同时，由于西医学的大量传入，传统中医药学也受到了前所未有的冲击，晚清至民国时期逐渐形成了中西医汇通学派与中医科学化的思潮。而一些进步的医家，则借鉴西医生理病理学对于疾病的认识致力于中医学的发展与研究，取得了较好的效果。

(一) 陈士铎的著作

陈士铎，字敬之，号远公，别号朱华子，又号大雅堂主人，清初浙江山阴（今浙江绍兴）人。少习儒学，屡试不中。后出游燕都（今北京），复不得志，遂究心于医学。伪称遇异人传授，整理出多部医书刊行于世。但至今仍存者，仅有《外经微言》《脉诀阐微》《辨证玉函》《石室秘录》《辨证录》《洞天奥旨》《本草新编》等 7 种，其余 10 种均佚。这 7 种著作中，《辨证录》《石室秘录》《洞天奥旨》等书与清初名医傅山之书多有雷同，因此也有不少学者认为其所传为傅青主之书。陈氏对于头痛证多从肝胆、肝肾论治，认为胆经之偏头痛，当治肝胆，因虽风入于少阳胆经，然而胆与肝为表里，治胆者必须治肝。况郁气先伤肝而后伤胆，肝舒而胆亦舒。对于肝风、肝火所致之头痛、眩晕，认为多由肾水之亏所致，"无肾水以润肝，则肝木之气燥，木中龙雷之火，时时冲击一身，而上升于巅顶，故头痛而且晕也。"治疗当"大补其肾中之水，而少益以补火之品，使水足以制火，而火可归源，自然下引而入于肾宫。火有水养，则龙雷之火安然居肾，不再上升而为头痛也"。即使对于肝风为主之证，也力主肾肝同治，"肾肝同治，使木气无干燥之忧，而龙雷之火，且永藏于肾宅，尤善后之妙法。"（《辨证录》）另外，陈氏对于头痛的治疗尤有心得，在《石室秘录》中他详细介绍了世人常用的"常治法""上治法"及世人罕用的"完治法"。常治法，即平常之治法，"常治法者，谓以常法而治之者也。如人病头疼，则以头疼常法治之是也。……故一遇头疼，即以川芎五钱，白芷、蔓荆子、甘草、半夏、细辛各一钱治之，病去如扫也。"上治者，即治上焦证之法，"如头疼而风入太阳经也，用川芎、细辛、白芷、柴胡、半夏、甘草各一钱，芍药三钱治之。盖风虽犯太阳，治法不可全治太阳，当上清其邪，故用白芷、川芎、细辛三味以散之。又用白芍、甘草、柴胡以清肝胆之火，胆经与肝经入于头络，故用此数味以散邪去火。又加半夏去痰，甘草和中相济而有成也。又头痛一方，用川芎一两，蔓荆子二钱，水煎服立愈，盖川芎补血，蔓荆子去风也。完治者，如病头疼脑痛，不必支解刀破，囫囵而治之也。头痛用黄酒一升，入细辛一两，白芷一两，煮酒，一醉而愈。"完治法，即不必支解刀破，囫囵而治之法，"此等治法，世人不知，亦不敢用，今为开导之。头痛至终年累月，其邪深入于脑，可知一二钱之散药，安能上至巅顶？而深入于脑中，必多用细辛、川芎、白芷以大散之也。或疑散药太多，必损真气，恐头痛未除而真气先行散尽，谁知风邪在头，非多用风药必难成功！有病则病受之何畏哉？一醉而愈，此方信而不必疑者。唯是既愈之后必须用熟地、芍药、当归各五钱，川芎一钱，山茱萸、麦门冬各三钱，水煎服四剂为妙。"其实陈氏有过用升散易伤阴血之见，但此方中又重用风药，似有置之死地而后生之意，或许这也正是他所谓世之罕用之因。治疗用药多独具见解，历代医家倡用风药，或疏散之品，陈氏认为过用升散易伤阴血，故当与滋肾补血之剂配伍而用。书中引"张公曰：脑痛之病，乃风入胆经也。胆应于脑，故脑痛。人以用柴胡太多，过于辛散，不知有白芍以和之，则不散气而转能散邪。辛夷、郁仁，皆入胆之妙品；桔梗、甘草，又入肺之妙药。胆病何以又兼治肺，不知鼻上通于脑，脑热则必下流清水，久则必成鼻渊矣；兼治其肺，则肺气清肃，自去平胆木之旺，而清涕不致下行，此立方之神妙有如此"。又云："细辛、蔓荆治头痛之药也，然不能直入于脑，得辛夷之导引则入之矣。但三味皆耗气之味，同川芎用之，虽亦得愈头痛，然而过于辛散，邪气散而真气亦散矣，故又加入当归之补气补血，则气血周通于一身，邪自不能独留于头上矣，有不顿愈者乎。"并指出"痛至岁久，则眼必缩小，十年之后，必至坏目，而不可救药矣"。头痛害目的记载，鲜见于前代文献，虽然陈氏未析其致病之因，但从其文分析，可知为痛久过用风药及辛散伤及肝阴肝血所致。对川芎的应用也颇有心得，认为"盖川芎最止头痛，非用细辛则不能直上于巅顶，非用白芷则不能尽解其邪气，而遍达于经络也。虽如藁本他药，未尝不可止痛，然而大伤元气，终逊川芎散中有补之为得也""夫川芎止头痛者也，然而川芎不单止头痛，同白芍用之，尤能平肝之气，以生肝之血。肝之血生，而胆汁亦生，无干燥之苦，而后郁李仁、白芷用之，自能上助川芎，以散头风矣"。

（二）《证治百问》

又名《证治石镜录》，共4卷，为清代医家刘默所撰，原书名为《青瑶疑问》，系据刘默和他的弟子问答加以记录整理而成，1673年由石楷等校刊，改为《证治百问》。书中对于中风、中寒等62种杂病的病因与治法予以问答，内容较为实用。对于眩晕证，刘氏重视体质因素与诱因在发病与疾病转归中的作用。认为眩晕之发是由郁于肌表之邪触发体内之痰气，使络脉满而经脉虚，外有余而内不足，上脉溢而下脉空所致，提出"无风寒、暴怒则不触发"，而在疾病的发展过程中，体质因素又起着重要作用。如果病人为气血冲和之人，"候风寒、暑气、痰热清散"即可痊愈；如果为体质虚弱之人，客邪传里日久，正气不能助药驱邪外出，非但眩晕不除，且会有"卒中之患"。虽然对于体质因素的区分较为粗糙，但刘氏提示了体质因素和情绪诱因等在该证中的重要意义，对于眩晕证的治疗预防都具有积极的意义，特别是高血压性眩晕，和体质因素、生活习惯因素等关系更为密切。

（三）《张氏医通》

《张氏医通》为清代医家张璐晚年所撰，成书于清康熙三十四年（1695年）。取法于《证治准绳》，亦不偏倚而独守一家之言，间附己验，加以评述，既切实用，又多见地，流传较广。张氏对于眩晕的论述，引述了《内经》、仲景、丹溪等多家见解，间以己见。如对刘宗厚认为眩晕乃"上实下虚"之论与《内经》"上虚则眩""徇蒙招尤，目暝耳聋，下实上虚"之说，进行了评述，认为二者虽表述不同，但主旨是一致的。"盖邪气所凑，其气必虚，留而不去，其病为实，亦何冰炭之有？"他的主张，更具临证价值，因眩晕一证，病因复杂，上实、上虚皆有，不可拘泥一说，他融汇两者主张的思想，有益于临床应用。但他之所论，义犹未尽，似有未切。刘氏之论也好，《内经》之说也罢，俱各明一义，虚实本不相同，但若知其因时因地各明一义，也并不矛盾。对于如何区别"上实"与"上虚"，他提出"寸口大而按之即散者为上虚""寸口滑而按之益坚者为上实"。对于眩晕病机的认识，张氏宗金元痰火之论，并引谚云："无火不动痰，无痰不作晕。须以清火豁痰为主，而兼治六淫之邪，无不愈者。"以为注脚。治疗上对于虚证眩晕，尤善用鹿茸，称"寸口大而按之即散者为上虚，以鹿茸法治之"，认为"鹿茸生于头，头晕而主以鹿茸，盖以类相从也"。如称"偏头风者，其人平素先有湿痰，加以邪风袭之，久而郁热为火，总属少阳厥阴二经。有左痛忽移于右，右痛忽移于左者，风火击动其痰湿之气，所以互换也。痛久不已，令人丧目。目者肝之窍，肝风内动，则害空窍也。盖木邪亢盛，则生风生火，鼓动胸中之痰积，皆随火上逆为患耳"，认为偏头痛属肝胆痰火，常有害目之患，治疗当"先以川芎茶调散吐之,吐讫,可服川芎、薄荷等辛凉清上搜风之剂"。先以治痰为先,继用辛凉清热搜风之药,上达头窍,其疾可除。

(四)《冯氏锦囊秘录》

《冯氏锦囊秘录》49卷,清代医家冯兆张所撰。共收8种著作,《内经纂要》2卷为清代顾世澄所撰,其余7种皆为冯氏所撰,分别为《杂症大小合参》《脉诀纂要》《女科精要》《外科精要》《药按》《痘疹全集》《杂症痘疹药性主治合参》等。冯氏关于眩晕、头痛的认识,主要见于《杂症大小合参》中。对于头痛、头风的治疗,历代医家多习用风药,谓"巅顶之上,唯风药可及",又多主风火之论。冯氏则认为其证为本虚标实之证,因阳虚、血虚,而使浊阴外邪上犯,不可泥于风药而虚其虚,亦不可专于逐火而耗伤气阴。如:"总之,头痛、头风,皆因清阳之气有亏,精华之血有损,不能交会卫护于首,以致浊阴外邪犯之。若从标疏散清理,不过徒取近功。然益虚其虚,旋踵愈甚,(张)每重用八味汤,加牛膝、五味子,食前早晚服之,浊阴降,真阴生,雷火熄,真火藏,上下肃清,不唯头病既痊,精神亦可倍长矣。"又说:"头痛不可专泥风药,愈虚其虚,使风入于脑,永不可拔。亦不可偏于逐火,使风火上乘空窍而从眼出,如腐之风火相煽,而成衣焉。谚云:医得头风瞎了眼,此之谓也。"对于眩晕病,他提出:"头眩之症,多主于痰,中风之渐也。"他宗刘宗厚"上实下虚"之论,认为痰火为标,痰在上,火在下,火炎上而动其痰,指出:"虽曰无痰不能作眩,亦本于气血虚,而后痰火因之,风以感入于脑,故助痰火,而作眩晕,诚因上实下虚所致。所谓下虚者,血与气也。所谓上实者,痰火泛上也。"认为气血虚,化火生痰所致,治疗上当"急则治痰火,缓则补元气"。

(五)《临证指南医案》

《临证指南医案》共10卷,由清代著名医家叶天士之弟子华岫云等辑录叶氏验案编撰,成书于1746年。全书辑选叶氏临证医案2569例,分为89门。其书卷一眩晕门、卷八头痛门载叶氏治疗眩晕验案15首,治疗头痛验案亦15首。叶氏对于肝风的病因病机有独到的见解,提出了"阳化内风"之说,认为肝风为"身中阳气之变动",并指出这种内动之肝风"非外来之邪",其由内而生,或因肾水之亏,水不涵木;或五志过极,气火上升;或中阳不足,内风暗动等,总与厥阴风木有关。从其治眩之验案分析,其论治亦不离肝风痰火。其中心在于肝胆风动,然又常兼痰、兼火,在治疗上常以肝胆胃同治。因在叶氏看来,兼痰之证,多在于胃腑,且肝胆风火上攻亦常与胃气不降而冲逆有关。对于阳升风动之极者,主张以介类沉潜真阳,用咸酸之味治之。如其治案:"田(二七),烦劳,阳气大动,变化内风,直冒清空,遂为眩晕。能食肤充,病不在乎中上。以介类沉潜真阳,咸酸之味为宜。淡菜胶、龟板胶、阿胶、熟地、萸肉、茯苓、川斛、建莲、山药浆丸。"华氏评叶氏治眩晕案云:"所患眩晕者,非外来之邪,乃肝胆之风阳上冒耳,甚则有昏厥跌仆之虞。其症有夹痰、夹火,中虚、下虚,治胆、治胃、治肝之分。火盛者,先生用羚羊、山栀、连翘、花粉、元参、鲜生地、丹皮、桑叶,以清泄上焦窍络之热,此先从胆治也;痰多者必理阳明,消痰如竹沥、姜汁、菖蒲、橘红、二陈汤之类;中虚则兼用人参,外台茯苓饮是也;下虚者,必从肝治,补肾滋肝,育阴潜阳,镇摄之治是也。至于天麻、钩藤、菊花之属,皆系熄风之品,可随症加入。此症之原,本之肝风,当与肝风、中风、头风门合而参之。"可谓深得其师意旨。叶氏认为头为诸阳之会,头痛一症,皆由清阳不升,火风乘虚上入所致。邹时乘总结了叶氏头痛治法:"如阳虚浊邪阻塞,气血瘀痹而为头痛者,用虫蚁搜逐血络,宣通阳气为主;如火风变动,与暑邪气上郁而为头痛者,用鲜荷叶、苦丁茶、蔓荆、山栀等,辛散轻清为主;如阴虚阳越而为头痛者,用仲景复脉汤、甘麦大枣法,加胶、芍、牡蛎,镇摄益虚,和阳熄风为主;如厥阳风木上触,兼内风而为头痛者,用首乌、柏仁、稆豆、甘菊、生芍、杞子辈,熄肝风,滋肾液为主。"叶氏创造性地发展了"久病入络"的理论,认为邪气久羁,必伤血络,在临床上对于多种疾病的辨治他都应用了络病理论,头痛证中倡气血瘀痹,就是对络病理论的具体应用。其治在辛通宣散的基础上,用虫蚁搜剔的治法更是临证治疗之精华,对于后世头痛的治疗产生了极大的影响。

(六)《医林改错》

为清代医家王清任撰,共 2 卷,初刊于 1830 年。王清任非常重视脏腑气血，而对脏腑的研究，他不满足于历代医家对于脏腑功能的认识，及古代对脏腑形态位置的描绘，重视脏腑解剖，《医林改错》记载了他解剖所见及活血化瘀等治疗经验。王氏强调："治病之要诀，在明白气血。"对于瘀血证尤其之于气虚血瘀证有极为深刻的研究，在《医林改错》中列举了他应用活血化瘀法的丰富经验与独到见解。他以其解剖学所见，提出了"气管行气，气行则动；血管盛血，静而不动"，但"气管与血管相连""气无形，不能结块，结块者，必有形之血也""元气既虚，必不能达于血管，血管无气，必停留而瘀"。尽管他关于气管和血管的解剖认识并不准确，但他用实体解剖的方法，清楚直观地阐明了气虚致瘀的病机，并创制了以补气活血的补阳还五汤等为代表的多首化瘀之方。对于头痛的治疗他创造性地应用了活血化瘀方，认为以他法治疗不效时，用之如神。书中载曰："头痛有外感，必有发热恶寒之表证，发散可愈；有积热，必舌干、口渴，用承气可愈；有气虚，必似痛不痛，用参芪可愈。查患头疼者，无表证，无里证，无气虚、痰饮等症，忽犯忽好，百方不效，用此方一剂而愈。"对于头痛的治疗，前虽有叶天士的"久病入络"理论，及应用虫蚁搜剔的治疗方法，但其治方中并未专用活血化瘀之药，因此可以说王清任开创了活血化瘀法治疗头痛的先河。方中以川芎、当归、桃仁、红花、生地、赤芍活血化瘀而养血，柴胡、枳壳行气活血舒肝，桔梗开肺气，载药上行，配伍枳壳则升降上焦之气而宽胸，牛膝通利血脉，引血下行。诸药配伍，共奏活血祛瘀、行气止痛之效，因此对于瘀血所致之头痛证，亦具有良好的效果，至今仍被广泛应用于临床。

（七）《类证治裁》

为清代医家林佩琴所撰，书凡8卷，于1839年著成。对于眩晕证，林氏认为由阳升风动，上扰巅顶所致，其病机的中心在于肝胆，因肝胆乃风木之脏，相火内寄，其性主动主升，"或由身心过动，或由情志郁勃，或由地气上腾，或由冬藏不密，或由高年肾液已衰、水不涵木，或由病后精神未复，阴不吸阳，以至目昏耳鸣，震眩不定。"且他明确提出了该证以内风为主的见解，与外感六淫之"风火"有很大不同，治疗上也大相径庭，"非发散可解，非沉寒可清""法宜辛甘化风，或酸甘化阴"。林氏还总结了叶天士治疗眩晕的治疗经验，对于中虚风阳扰胃，用人参、山药、黄芪、小麦、炙草、龙眼肉以填补其中。究其因，则有仲景"见肝之病，知肝传脾，当先实脾"之意，他在书中说："肝风内扰，阳明正当其冲，故须补中。"有防其被肝木所伤之妙。

（八）《血证论》

为晚清医家唐宗海所撰。唐氏在临床上具有丰富的治疗经验，擅治内科杂病，对于血证尤有心得，对后世血证的论治产生了重大影响。《血证论》对170余种血证的辨证治疗做了详细论述，充分反映了唐氏对血证认识的独到经验与见解。对于眩晕、头痛，唐氏列"晕痛"证予以合并论述，特别是他着重论述了因血证所致晕痛的不同特点，认为"头晕痛虽是两病，失血之人，往往兼见二证"，认为伤寒杂病晕痛之证多主于风寒，血家晕痛，多是痰火。提出对于虚证晕痛，须分晕与痛两证，而后分别施治，认为头晕的病机主要是肝虚，肝血不足，则生风，风主动，故掉眩。在失血之人中，血虚生风者为多，可用逍遥散加川芎、青葙子、夏枯草治之；或但滋肝脏，以为熄风之本，用左归饮加牛膝、巴戟天、杭菊花、细辛、枸杞。头痛的主要病机为肾虚，可用六味地黄丸加细辛、葱白、麝香治之。而唐氏针对失血患者血虚的病理特点，主张在治疗上也可"不分晕痛，亦不分治肝治肾，总以四物汤，加元参、枸杞、肉苁蓉、玉竹、天麻、细辛、知母、黄柏、山茱萸、牛膝"，以补血养血，加滋肾柔肝之药以治，有执简驭繁之效。唐氏非常重视气血水火的密切关联，称"人之一身，不外阴阳。而阴阳二字，即是水火；水火二字，即是气血。水即化气，火即化血"，认为血生于心火，而下藏于肝，气生于肾水，而上主于肺，其间运行上下者，又赖脾为之枢。指出对于血证的治疗当从气血的相互关系中去认识，运血者是气，而守气者为血。水病可以累血，而血病亦可累气。当治血理气，调和阴阳。他在治疗血证时常以治气为先，气虽生于肾，上主于肺，然运行上下则赖于脾。故唐氏治血，必以治脾为主。对于血虚生风者，用逍遥散疏肝郁，健脾气，养肝血，并加川芎以行气散瘀；治疗血家痰气上攻晕痛时，以二陈汤健脾气，化痰涎，并加入防风、川芎、薄荷等调理气机，亦为其治疗血证晕痛的治疗特色。

第二节　名老中医对高血压的认识与临床经验

一、周仲瑛

周仲瑛，国医大师、南京中医药大学教授、主任医师、博士生导师。始终坚持以提高疗效为首要目标，临床辨证注重病机分析，强调以脏腑病机为临床辨证的核心，独创审证求机、知常达变、辨证五性、复合施治诸论，首创"第二病因""瘀热论""癌毒论""伏毒论""复合病机"等多种学说，擅长从"风痰瘀热毒虚"入手，采用"复法大方"治疗急难重症，特别是在急难病证方面的学术观点和辨治经验，得到国内外中医界的认同和广泛应用。

医案赏析

某患者，顽固性高血压20余年，眩晕经年不愈，严重时视物旋转，恶心呕吐，头昏重胀，耳如蝉鸣，肢体麻木，大便偏干，1～2天一行，苔薄黄腻，脉细滑。前医以平肝潜阳无效。辨证属风火夹瘀上扰，治以熄风化痰。处方：天麻、法半夏、茯苓、川芎、苦丁茶各10g，生大黄5g（后下），泽泻15g。每日1剂，水煎服。服7剂眩晕除。

周老认为应该从下列几个方面治疗：第一，清肝泻火，熄风止眩。从本验案脉证可知，本证乃风火痰瘀四因夹杂，虽标本同病，却标证较急，治宜四因兼顾，以治标为主。由于虽有"无痰不作眩""无瘀不作眩""火极生风"之论，但终极归肝，故有"诸风掉眩，皆属于肝"之言。就此证而言，因风火相扇，肝风内动较急，故周老首先选用了天麻、苦丁茶二味药物。天麻味甘性平归经入肝，本品厚重坚实，明净光润，肝经气分，一可抑肝阳、平风木；二可养肝血、育肝阴、抑胆气、熄内风。既为养阴滋液熄风之要药，又为平肝潜阳熄风之上品。苦丁茶味苦甘性大寒归经入肝，可清肝泻火，熄风止眩。二药相伍，标本同治，功补兼施，肝火得清，肝阴得养，肝阴得潜，肝风自息。

第二，运脾祛湿，化痰熄风。风起于痰，痰因湿聚，湿由脾生，乃脾虚水湿不运所致。因此治疗风痰作眩以运脾为先。故周老在方中首先配用了茯苓，本品味甘淡性平归经心、肺、脾、肾经，甘则补，淡则渗，能补中气、健脾胃、渗水湿、调气机、益中州、促气化、泄膀胱，为补养渗湿之要药，健脾益气之上品。由于风因痰动，痰壅于清窍则风摇，故周老在方中又伍以半夏。半夏味辛性温归经脾、肺、胃经，辛散温燥，具走窜温通之性，一可开泻滑利，运脾燥湿，涤痰除垢，温化寒痰，逐饮除眩，降气止咳；二可燥湿行气，祛痰散结，化饮消痞。二者相伍，既可运脾燥湿以治本，又能化痰熄风以治标，脾健湿去，湿除痰消，痰无风熄，则诸症自愈。

第三，釜底抽薪，通利二便。从本验案脉证可知，此风眩不仅是因湿因痰，尚有火邪作祟。且火助风势，风借天威，风火相扇，故眩晕经年不愈。治宜清肝泻火，然此火由于与湿痰交织在一起，贵在给火邪以出路，使其分消瓦解。故周老采用了釜底抽薪、通利二便之法。方中配用生大黄、泽泻两味药物。生大黄味苦性寒归经脾胃、大肠、肝及心包经，本品大苦大寒、气味重浊、直降下行、走而不守，能通积滞，攻下结热，可泻肝火、凉血热，通胃腑，荡积垢，导热下行，泻火解毒，为泻热通便要药。"泽泻，利水之主药。利水，人皆知之矣；丹溪又谓能利膀胱、包络之火，膀胱包络有火，病癃闭结胀者，火泻则水行，行水则火降矣，水火二义，并行不悖。"由此可见，二者相伍，可使火邪与湿邪由二便分消，火清湿祛，其风眩自息。

第四，调和气血，疏肝定眩。中医认为，"诸风掉眩，皆属于肝""气血冲和，百病不生，一有怫郁，百病生焉"。肝藏血，主疏泄，体阴而用阳。肝的疏泄太过与不及，均可致人体气机升降失常，气血紊乱，清窍被扰而致眩晕。治宜调和气血，疏肝定弦，故周老在方中又配伍川芎，川芎味辛性温归经肝胆，此药辛散温通，味清气雄，性最疏通，善行血中之气滞，通行十二经脉，能开郁结、行气血、疏肝郁、通血脉、破瘀蓄、散结气、止疼痛。气血调和，百脉畅利，风无所起，其眩自止。综上所述，可以看出，周老调治此证，辨证精心，诊察入微，立法严谨，配伍巧妙，药中肯綮，故效如桴鼓。如此长达20余年之沉疴痼疾，药仅7剂，即霍然而愈，其妙手回春之术，让人叹为观止。

二、路志正

路志正，男，首届国医大师，中国中医科学院教授、主任医师，全国老中医药专家学术经验继承工作指导老师、国家级非物质文化遗产传统医药项目代表性传承人，中医现代易水学派的代表人物。饱读中医经典，精研岐黄之术，勤求古训，博采众方，精通中医典籍，擅长中医内科、针灸，对妇科、儿科等亦有很深造诣。擅长针药并用，同时特别重视食疗，圆机活法，因证而施。擅治神经性头痛、三叉神经痛、癫痫、儿童多动症、抽动—秽语综合征、脑瘫等疑难病，有自己的独到见解和临床经验，疗效颇佳。路老在用中医药治疗各种疑难顽症方面验识俱丰，造诣颇深，尤其是在治疗高血压病方面独具匠心，疗效卓著。

医案赏析

医案一：沈某，男性，66 岁，退休干部。2004 年 5 月 13 日初诊。眩晕、头痛月余，已患眩晕（高血压病）20 余年，常服复方降压片等维持血压在（150～170）／（90～100）mmHg。4 月 6 日过生日时，心情愉悦并饮酒助兴。下午 5 时在送别亲友时，突感头痛加剧，伴眩晕、呕吐，随即意识不清，牙关紧闭，四肢抽搐，当时血压 240/120mmHg。立即注射硫酸镁等药，抽搐控制，急住某医院，诊为"高血压脑病"，静滴甘露醇、速尿、硝普钠、清开灵等药，6 小时后意识转清，头痛好转，但仍眩晕，时有恶心呕吐，用甘露醇、速尿可缓解，停用则病复如初。经用天麻钩藤饮、镇肝熄风汤、泽泻汤等中药，效果不著。特请路老会诊，症见眩晕，目不敢睁，天旋地转，时有恶心、呕吐，心胸烦闷，脘腹胀满，口出浊气熏人，大便 10 余日未行，小便短赤，面红目赤，舌红苔黄厚腻，脉沉弦有力，血压 180/110mmHg。辨证分析属痰热内结阳明，腑气不通，浊热上扰之候。治宜小承气汤合小陷胸汤加味以通腑泄热化浊，佐以平肝熄风：大黄（后下）10g，厚朴 15g，枳实 12g，黄连 6g，全瓜蒌 20g，法半夏 15g，天麻 10g，钩藤（后下）15g，蔓荆子 12g。3 剂，每日 1 剂，水煎服，嘱频频服用。1 剂后患者腹中矢气频转；2 剂后恶心呕吐止，眩晕减，矢气仍频，味极臭；3 剂后下大便 10 余枚，腹胀顿减。建议停用静脉输液，上方大黄减为 6g，再进 3 剂诸症皆除，察舌微红，苔薄微腻，脉弦细滑，血压 150/95mmHg。热势见去，腑气已通，易以健脾化痰、平肝熄风之半夏白术天麻汤善其后。半年后随访，患者饮食起居及血压如常。

路老认为，患者胸腹胀满，呼吸急促，面目俱赤，口中浊气熏人，大便十余日未行，舌苔黄厚腻，脉沉弦有力，显为阳明痰热内结，腑气不通之候；眩晕、头痛、呕恶，乃浊热上蒸，清窍被蒙，引动肝风之征。由此可见，其病位在肝、脾胃、大肠。病因为热、痰、风三因夹杂，病机为痰热壅滞，腑气不通，浊热上逆，清窍被蒙，肝风内动。治宜泄热涤痰，畅利腑气，平肝熄风，因此路老针对热、痰、风三因夹杂采取了以下治法。

第一，泄热通便，荡涤肠胃。热邪壅滞于里，肠胃腑气不通，非泄热通便，荡涤肠胃不能疗，故路老在方中首先选用了医圣仲景《伤寒论》治此证之名方小承气汤，本方由大黄、枳实、厚朴三味药物组成，方中大黄味苦性寒归经脾、胃、大肠、肝，本品大苦大寒、气味重浊、直降下行、走而不守、能泻肝火、通胃腑、荡积垢、攻热结，既为泻热通便之要药，又为引火下行之圣品。枳实味苦辛性微寒归经脾胃，本品气香味厚，性勇慓悍，走而不守，善泻胃实以开坚结，行瘀滞以调气机，能破坚结、消胀满、开痰瘀、逐痰水、荡腑道、通便秘。厚朴味苦辛性温归经脾、胃、肺、大肠，本品芬芳馥郁，辛开苦降，可行脾胃气分之滞，泄中焦痰热之壅，具行气消胀，散结降痞，醒脾开胃之功。由此可见，三药相伍，可泄热通便，荡涤肠胃，腑气通，热邪祛，其症自愈。

第二，清热化痰，宽胸散结。由于本脉症不仅是阳明腑实，热结肠胃，尚有痰热积滞中脘，胸脘气机痞塞，治宜清热化痰，宽胸散结，故路老在方中又配伍了医圣仲景《伤寒论》治痰热积滞胸中名方之小陷胸汤，本方由瓜蒌实、半夏、黄连三味药物组成，方中瓜蒌味甘苦性寒归经肺、胃、大肠，本品体滑而润，能清热宣肺，润燥通便，降浊祛痰，又能宣通胸阳，开胸除痹，散结除痞。《本草正义》："盖蒌实能通胸膈之痹塞，而子善涤痰垢黏腻，一举两得。"半夏味辛性温归经脾、胃、肺，本品辛散温燥，开泻滑利，可涤痰除垢，散结除痞，降逆止呕。黄连味苦性寒归经心、肝、胆、胃、大肠，本品体阴质燥，至苦极寒，为清热燥湿要药。能泻实火，降湿热，消壅滞，厚肠胃，除郁蒸，清肺热。三味相伍，珠联璧合，相得益彰，共奏清热化痰、宽胸散结之功。痰热祛，痞结除，胸脘舒，诸症自愈。

第三，平肝清热，熄风止眩。从脉症可知，此风因于热，生于肝，乃热极生风。治宜平肝清热，熄风止眩。故路老在方中又配伍了蔓荆子、天麻、钩藤这三味药物。蔓荆子味苦辛性微寒归经肝、胃，本品体轻而浮，上行而散，能宣肺气，疏风热，清头目，止头痛，可疏风凉肝，清热明目。《药品化义》："蔓荆子，能疏风、凉血、利窍，凡太阳头痛，及偏头风、脑鸣、目泪、目昏，皆血热风淫所致，以此凉之取其气薄主升……为肝经圣药。"天麻味甘，性平归经入肝，本品厚重坚实，明净光润，走肝经气分，既能养肝血、育肝阴、抑胆气、熄内风，为养阴滋液熄风之要药，又能抑肝阳、平风木，为治肝阳上扰眩晕之上品。《本草纲目》："天麻，乃肝经气分之药。钩藤味甘性微寒归经入肝，本品轻清气利，其性快捷，一可善泄火而定风、消痰以安神，能平肝风，泄心火，祛风痰，定惊痫；二可抑亢盛之火以平肝阳，清肝经之热以除烦躁，有清而不伤正，寒凉不伤胃的特点。三药合用，泻肝火，平肝阳，抑肝木。热去火灭，肝平风熄，其症自愈。综上所述，可以看出，路老调治此证辨证精心，定位准确，洞察病因，立法严谨，针对"热、痰、风"三因，各个击破，分进合击，用药巧妙，匠心独运，充分展示了善用经方，急流挽舟的大家风范，故其效也彰。一剂知，二剂著，三剂诸症顿减，续进三剂，竟霍然而瘥，其回春之术，令人拍案称奇。

医案二：国医大师路志正引入现代医学理论作为中医病机分析的依据，创制理血解痉降压汤专方治疗，现介绍如下。

现代医学认为，高血压病是人体神经活动受阻引起的大脑皮质及皮质下血管运动神经系统的调节障碍，以致全身小动脉痉挛，产生的动脉血压增高。早期周身细小动脉痉挛，日久血管壁缺氧，呈透明样变性。小动脉压力持续增高时，内膜纤维组织和弹力纤维增生，管腔变窄，加重缺血。随着细小动脉硬化和高血压，各脏器发生继发性改变，其中以心、脑、肾损害为最。路老认为，全身小动脉痉挛以及透明变性皆可用中医理论加以理解。高血压病大多以"风"象示人，血络拘挛致风阳升动太过，应属广义之四旁运滞，升降失职。小动脉的玻璃样变性增生导致的缺血，可认为是血虚络瘀，这就产生了一个新的病机认识：血络拘挛瘀滞风动证。故路老立方以解痉熄风疗动脉痉挛，以养血活血治血脉之损伤变性，创理血解痉降压汤。基本方：制何首乌 15g，白芍 12g，当归 12g，茺蔚子 10g，北柴胡 12g，麸炒枳实 12g，甘草 6g，盐杜仲 18g，黄芪 15g，黄柏 6g，钩藤 15～30g（后下）。主治：凡表现为阴血亏虚、头痛、眩晕、神疲乏力、耳鸣、心悸等症状的原发性高血压病、肾性高血压及更年期综合征、心脏神经官能症等，均可用本方治疗。功效：养血疏肝益气，滋阴泻火降压。方解：本方系根据日本汉方大家大塚敬节之经验方"八物降下汤"化裁而来。原方以四物汤加黄芪、黄柏、钩藤、杜仲为主方，本方守其义，以制何首乌、当归、茺蔚子、白芍作为四物汤之变法，养血活血；阴血滋润有赖于阳气的温煦，故用黄芪益气配阳以助阴。治血焉有不治气之理，故又增以疏肝解郁，调和肝脾的四逆散，方中柴胡既可疏解肝郁，又可升清阳；白芍养血敛阴，与柴胡相配，一升一敛，佐以枳实行气散结，以增强疏畅气机之效；甘草缓急和中，又能调和诸药为使。

在使用该方治疗高血压病时还应注意辨证加减，方能体现中医个体化治疗的特色。

肝火亢盛

主症：眩晕头痛，急躁易怒。次症：面红，目赤，口干，口苦，便秘，尿赤，舌红、苔黄，脉弦数。治法：泻肝胆实火，清下焦湿热。处方：在理血解痉降压汤基础上配伍龙胆泻肝汤之龙胆 10g，黄芩 10g，栀子 10g，车前子 10g 等。心火旺者加黄连，相火旺加盐知母、盐黄柏。

阴虚阳亢

主症：眩晕，头痛，腰酸，膝软，恶心，烦热。次症：心悸，失眠，耳鸣，健忘，舌红、少苔，脉弦细而数。治法：镇肝熄风，滋阴潜阳。处方：在理血解痉降压汤基础上配伍镇肝熄风汤之牛膝 30g，龙骨 15g，牡蛎（先煎）15g，龟甲（先煎）15g，白芍 15g，玄参 15g，天冬 15g 等。眩晕重者加天麻、菊花、钩藤，腰膝酸软加杜仲、桑寄生，失眠者加酸枣仁、珍珠母、首乌藤。

痰湿壅盛

主症：眩晕，头痛，头如裹，胸闷，呕吐痰涎。次症：心悸，失眠，口淡，食少，舌胖苔腻，脉滑。治法：燥湿化痰，平肝熄风。处方：在理血解痉降压汤基础上配伍半夏白术天麻汤与二陈汤之姜半夏 12g，麸炒白术 15g，天麻 15g，陈皮 10g。痰多者加制天南星、天竺黄，脾虚湿困加豆蔻、砂仁、薏苡仁，胸闷加瓜蒌、薤白、郁金，头如裹者加荷叶、葛根。

阴阳两虚

主症：眩晕，头痛，腰酸，膝软，畏寒肢冷。次症：耳鸣，心悸，气短，夜尿频，舌淡苔白，脉沉细弱。治法：滋肾阴，补肾阳，开窍化痰。处方：在理血解痉降压汤基础上配伍地黄饮子之熟地黄 15g，巴戟天 12g，山萸肉 12g，肉桂 6g，炮附片 6g，石斛 12g，麦冬 15g。对晚期高血压病、脑动脉硬化、中风后遗症见阴阳两虚证可加减使用。眩晕严重加天麻、钩藤，头痛加川芎、菊花，夜尿频多加乌药、益智仁、桑螵蛸。

患者，男，58 岁，2008 年 7 月 8 日初诊。10 年前发现高血压，头胀痛，心率 60 次/分钟，口服复发降压片控制，近 3 年来服用苯磺酸氨氯地平片，每日 2.5mg，血压稳定在 130/80mmHg 左右。近两个月来血压升高，遂将苯磺酸氨氯地平片加量至每日 5mg，但血压仍在 140～150/90mmHg，伴有头痛症状，近日入睡难，睡眠浅，打鼾，心率 75 次/分钟，饮食、二便正常，平素易急躁，面色浮红，舌质红少苔，脉左手弦滑、右手弦细。治法：养血活血以解痉，滋补肝肾以培本。处方：制何首乌 20g，白芍 15g，当归 15g，茺蔚子 20g，北柴胡 12g，麸炒枳实 12g，甘草 6g，盐杜仲 30g，菊花 10g，钩藤 20g（后下），益母草 15g，竹沥、法半夏、竹茹各 12g。14 剂。2008 年 7 月 26 日二诊：血压稳定在 140/90mmHg，睡眠有改善，打鼾，口苦，大便每日 3 次，便稀，面色浮红，舌质红、苔薄黄，脉弦细。上方去菊花、枳实、益母草，加麸炒白术 15g，郁金 12g，龙骨、牡蛎（先煎）各 30g，竹沥汁 30ml 为引，14 剂。2008 年 8 月 12 日三诊：血压 130～135/85mmHg，头沉闷感减轻，晨起血压略高，舌质暗、淡苔薄，脉弦稍沉。在二诊处方基础上加麸炒苍术 15g，炒薏苡仁 30g，炒山楂、炒神曲、炒麦芽各 12g，车前草 15g。服用 14 剂后诸症减轻。

三、颜德馨

颜德馨，国医大师，上海市第十人民医院（原上海铁道中心医院）教授、主任医师，全国著名中医理论家、中医临床学家。

颜德馨教授熟谙中医经典，精通岐黄理论，身怀济世仁术，临证剑胆琴心。在用中医药治疗各种疑难重病方面验识俱丰，疗效显著，尤其是在治疗高血压病方面造诣颇深，卓有建树。

医案赏析

张某，男，75岁，退休工人。有慢性肾炎和高血压病史，反复发作，多次住院治疗。进来因面目浮肿，尿检异常，诊为"慢性肾炎"而收入病房。经用利水退肿之剂，浮肿已退，但时有眩晕跌仆，血压偏高。经检查心电图有房性早搏，脑电图中度异常，提示脑动脉硬化。于1988年12月21日请颜师会诊。刻诊：头目眩晕，甚则跌仆，言语含糊，面红。脉弦滑，舌红，苔薄黄腻。素体肝阳偏亢，痰浊内停，复有肝阳化风挟痰浊上扰，清阳受蒙。治宜平肝潜阳，宣化痰浊。药用：天麻3g，钩藤9g，夏枯草30g，清半夏9g，陈皮6g，茯苓9g，甘草3g，枳实、竹茹、川芎各9g。4剂，每日1剂，水煎服。药后未再跌仆，仍有眩晕，步履不稳，脉弦，舌红苔薄。上方续进5剂，眩晕逐渐消失，症情稳定，带药出院，巩固疗效。

颜老认为应该首先平肝潜阳，熄风止眩。由于肝阳偏亢，亢极生风是本证的病机关键，此即《奇效良方》云："木动生风，令人头目眩晕。"治宜首先从"风"入手，以平肝潜阳，熄风止眩为大法。故颜老在方中首先选用了天麻、钩藤、夏枯草这三味药物。天麻味甘性平归经入肝，本品厚重坚实，其质脂润，走肝经气分，能养肝血、育肝阴、抑胆气、镇肝阳、平风木、熄内风，有平肝熄风之功，为治疗肝风内动之要药。钩藤味甘性微寒归经入肝、心包，本品轻清气凉，其性捷利，一可胜亢盛之火以平肝阳，清肝经之热除烦躁，清而不伤正，寒凉不伤胃；二可泻火而定风，消疾以安神，能平肝风、泄心火、祛风痰、定惊痫。夏枯草味苦辛性寒归经入肝，本品苦泄辛开，气禀纯阳，上清下补，一可祛肝风、泄肝火、行肝气、通脉络；二可散结聚、消坚凝、开郁结、通窒塞。三味相伍，共奏平肝潜阳、开郁散结、熄风止眩之功。肝阳平息，内风自止。第二方面，祛湿化痰，清热熄风。由于病机中尚有痰热内蕴，痰热郁结肝胆，则郁而生风。故颜老在方中又配用了清化热痰的温胆汤和燥湿化痰的二陈汤。二陈汤为燥湿化痰的著名方剂，取此方主要是为痰湿壅盛，木郁动风而设。由于痰郁化热，郁滞肝胆，肝风内动，故在方中又配用了枳实、竹茹两味药物。枳实味苦辛性微寒归经脾、胃，本品气香味厚，辛散苦泄，性勇剽悍，走而不守，善泻胃实以开坚结，行瘀滞而调气机，破气滞以行痰湿，消积滞以通痞塞。竹茹味甘苦性微寒归经肺、胃、胆，可清热涤痰，开郁行气。二者相伍，与上述药物共奏清热化痰、疏利肝胆、熄风止眩之功。湿去痰除热清，则内风自熄。第三方面，行气活血，疏风止眩。由于病机中不仅因痰、因风、因热，而且有肝郁血瘀之病机，故颜老在方中又配用了川芎这味药物。川芎味辛性温归经肝、胆。本品辛散温通，味清气雄，具走窜之性。一则能开郁结、行气血、疏肝郁，疏理脾胃通达中州；二则走而不守，上行头目，旁达肌肤，能散寒湿、祛风气、解头风、疗目疾；三则归肝入血，性最疏通，善行血中之气滞，通行十二经脉，能破瘀蓄、通血脉、消瘀肿、止疼痛。在方中一药而三功俱备，有行气开郁、搜风胜湿、活血止痛作用。如此相伍，肝气舒则气机和，气机和则血脉畅，血脉畅则风自熄。综上所述，可以看出，颜老调治此证，抓住"风""痰"两字，从平肝化痰着手，使肝风得平，痰浊得化，血脉和畅，眩晕自止。其审因论治，独具匠心；组方配伍，出神入化。由于理法方药环环相扣，一线贯穿，故效如桴鼓，药仅 4 剂，即见大效，续进 5 剂，几近痊愈，其妙手回春之术，令人叹服。

四、裘沛然

裘沛然，国医大师、上海中医药大学和上海市中医药研究院终身教授，中国特大型综合性辞典《大辞海》的副主编。他长期从事中医教育和中医理论、临床研究工作，在中医基础理论、各家学说、经络、伤寒温病、养生诸领域颇多见解，对内科疑难病的治疗亦颇具心得。

医案赏析

王某，男，58 岁。1981 年 12 月 11 日初诊。病人素有高血压病，血压常在（180～190）/（100～110）mmHg，屡服凉血、平肝、潜阳之剂，迄未效验。自述头脑眩晕已历 3 年，两目视物昏糊，时有耳鸣，有时夜寐不宁，心中常有悸动，苔白腻，舌质淡而胖，脉沉细。此少阴病水气上凌为患。拟真武汤加味：熟附子块 12g，生白术 15g，生白芍药 15g，茯苓 15g，煅磁石 30g，牡蛎 30g，桂枝 9g（包煎），生姜 6g。3 剂，每日 1 剂，水煎服。二诊（12 月 14 日）：药后眩晕已减，心悸未瘥，夜寐不宁。原方桂枝改 15g，加酸枣仁

12g，清半夏 12g，2 剂。三诊血压降至 168/80mmHg，诸症均好转，仍以前方续服 5 剂而愈。

裴老认为应从下面几个方面来论治。

1. 温补肾阳，化气利水。中医认为，盖水之所制在脾，水之所主在肾。少阴肾寒，一则不能化气行水，二则寒水反而侮脾，导致脾肾阳衰，寒水内停。观裴老调制此证，乃属少阴病阳虚水停，主要病机为肾阳虚寒水内停而导致水气上凌，心神被扰，清窍被蒙，肝风内动。治宜针对肾阳衰微，阳不化气，水气上凌而以温补肾阳，化气利水为大法，故裴老在方中首先配用了熟附子、桂枝这二味药物。附子味辛甘大热归经心、脾、肾，本品大辛大热，气味俱厚，一可回阳退阴，彻内彻外，内温脏腑骨髓，外暖筋肉肌肤，上益心脾阳气，下补命门真火，既能追复散失之亡阳，又能峻补不足之元阳，有卓绝的回阳救逆、扶危救脱之功；二可补阳温中，其性善走，补命门益先天真火以暖脾土，壮元阳助五脏阳气以散寒凝，故能化气行水，通阳散结，扶阳祛寒。桂枝味辛甘性温归经肺、脾、心、膀胱，一可解肌发汗，温通经脉，透达营卫，祛风散寒；二可通心阳、暖脾胃、行气血、通经络；三可温运阳气，通达三焦，化气行水。二者相伍，温补肾阳，通达表里，化气行水，真阳得煦，寒水得化，其症自除。

2. 补中健脾，运化水湿。由于脾主运化水湿，故曰水制在脾。肾阳虚脾阳必虚，使脾气不运水湿。因此裴老在方中又配用了白术、茯苓这两种药物。白术味甘苦性温归经脾胃，一则甘缓苦燥，质润气香，能暖胃消谷、健脾胃、运精微、升清阳、补气血、养心神、长肌肉；二则气香芳烈，温运脾胃，化湿醒脾，益气利窍，健脾除湿，消痰逐水。茯苓味甘淡性平归经心、脾、肺、肾，本品甘淡，其性平和，善益脾气、促气化、泄膀胱，洁源利导以开泄州都，为补养渗湿之要药。且可调气机、益中气，为补中益气之上品。《用药心法》："茯苓，淡能利窍，甘以助阳，除湿之圣药也。味甘平补阳，益脾逐水，生津导气。"二者相伍，补脾气，培中土，渗水湿，脾健湿去，则诸症自解。

3. 益阴柔肝，平肝利水。水主在肾，制在脾，水湿的运化与肝的疏泄条达、气机畅利密切相关，水湿内停，常可致土壅木郁，肝风内动。故裴老在方中又配用了生白芍这味药物。本品味苦酸性微寒归经入肝，一则能化阴补血，和营敛阴，补肝血而养经脉，敛阴精以和营卫，为肝家要药；二则能补能泄，补肝血，敛肝阳，疏脾土，调肝血，以缓挛急，柔肝止痛；三则补肝血、养肝阴、泄肝热、潜肝阳，为平肝阳之上品；四则可利小便以祛湿。如此相伍，则补肝阴而益肝体，利水气而祛湿邪，平肝阳而熄内风。肝体得养，水邪既去，肝阳得潜，诸症自消。

4. 平肝益阴，镇潜浮阳。肾阳虚衰，阳虚水停，水气上凌，不仅上犯清窍，引动肝风，而且可上凌于心，使心神被扰，致夜寐不宁，心中常有悸动，治宜平肝益阴，镇潜浮阳，故裘老在方中又配用了牡蛎、磁石这二味药物。牡蛎味咸性寒归经肝、肾，本品气寒纯阴，质重沉降，能平肝而制亢，养肝而潜阳，可滋阴潜阳，镇肝熄风；磁石味咸寒归经肝、肾，本品咸寒质重，能镇能纳，能上能下，镇浮阳而益肾阴，镇肝阳而抑木亢，功专镇潜浮阳，降逆纳气。二者相伍，可平肝阳而抑木亢，滋肾水而济肾阴，镇水气而潜浮阳。肝阳得平，浮阳得潜，则风息神安，诸症自除。

5. 利水祛湿，逐邪外出。阳虚水停，水气上凌，犯上作乱，非逐邪外出不能愈其疾。故水邪内盛于里，贵在逐邪外出。故裘老在方中又配用了车前子、生姜这两味药物。车前子味甘性寒归经肾与膀胱，本品气薄滑利，甘寒润下，能清能降，善走气分，入肝走肾。一则可泄膀胱、调气机、消壅滞，为利水通淋之要药；二则可强阴益精，行肝疏肾，畅郁和阳，为育阴明目除翳之上品。生姜味辛性温归经肺、脾、胃，本品辛温宣散，通营助卫，走而不守。一可解肌发表，以利邪外出；二可温中化饮，以助气化，使水邪外出。二者相伍，走表渗下，相辅相成，小便利则水气去，腠理开则湿气除，诸症自消。综上所述，可以看出裘老调治此证，辨证精心，立法严谨，配伍缜密，用药肯綮，温阳与清化同用，发散与渗利并施，宣通与镇潜共进。全方温和畅利，镇潜有度，宣散适宜，方证相符，故效如桴鼓。药剂3剂，即见显效；续进2剂，几近痊愈；再进5剂，已收全功。裘老之妙手回春之术，令人钦佩之至。

五、朱良春

朱良春，南通市中医院主任医师、教授，全国老中医药专家学术经验继承工作指导老师、江苏省名中医。他医术精湛，验识俱丰，特别是在运用中医药治疗高血压病方面独具匠心，造诣颇深。

医案赏析

施某，男，58岁。形体肥胖多年，高血压病8年，因头昏而重，全身乏力，口干，血压波动在（170～210）/（110～130）mmHg，四肢常有麻木，视物模糊，近日加重而住某医院，入院检查：血压200/130mmHg，血黏度高（＋＋＋＋），总胆固醇9.5mmol/L，微循环重度障碍，舌红苔薄白，根微腻，脉细涩。诊为气虚夹痰瘀，投"双降汤"原方（生黄芪、丹参、净山楂、豨莶草各30g，地龙、当归、赤芍、川芎各10g，泽泻18g，甘草6g）10剂，每日1剂，水煎服。

配合"降压洗脚汤"，方桑叶、桑枝、茺蔚子各30g，明矾60g，米泔水1000～1500ml。煎汤泡脚，5剂，1剂用2天，每日1次。服完10剂后，复诊诉头昏重、全身乏力等诸症消失，自觉腹肌肥大较前减小，去"降压洗脚汤"，守内服方30剂停药观察10天，一切正常，血压稳定在160/（100～110）mmHg。复查血黏度正常，总胆固醇3.5mmol/L，微循环基本正常，嘱注意饮食宜忌，守服一段时间。追访3年血压稳定在正常范围（此方上有水蛭一味，因用量因人而异，少则0.5g，多则3～5g，故未标出）。

本患者高血压病程迁延8年之久。新病多实，久病多虚，故本病其本为虚。由于病邪久羁，脾胃气虚，健运失司，湿邪停留，聚湿为痰，痰阻脉络，壅滞肌肤则形体肥胖；痰浊中阻，浊气上道，蒙蔽清窍则头昏而重；脾虚水湿不能化津，津液不能濡润于口，则口干；脾虚水谷精微不能充盈濡养四肢则全身乏力。中气亏虚，因"气为血之帅，血为气之母，气行则血行，气滞则血瘀"。现气虚气不统血，上不能注于目，旁不能达四肢，故视物模糊，四肢常有麻木；湿聚生痰，故舌苔薄白，根微腻；虚中夹瘀，故脉象细涩。由此可见，该病乃脾胃气虚，痰瘀互结所致。治宜补中益气，化痰逐瘀。故朱老用双降汤调治。方中重用黄芪，辅以甘草以补中益气，健脾和胃以固本；丹参、地龙、水蛭、当归、赤芍、川芎、净山楂逐瘀通络以治标；豨莶草、泽泻化痰利湿，驱邪外出。配以"降压洗脚汤"外用，畅营卫，通经络，引血下行。诸药合用，标本兼顾，虚实同调，攻补兼施。使中气得补则脾胃调和，痰瘀消除则脉络通畅，如此则升降相宜，气血通行，清窍畅利，则诸症自消。验之临床，凡高血压病证因气虚痰瘀互结者，用朱老之法调治，必收奇功。

在病因病机上，朱老认为高血压病的病机特点主要是阴虚阳亢，本虚标实。本虚以肝肾阴虚为主，有时亦可兼有心、脾（胃）阴虚。阴虚则阳亢，故标实表现为肝阳（火）上亢，扰于头目，见头晕、头胀、头痛，甚则晕仆，目胀不适或目赤、目糊，或兼失眠、心烦易怒、面色红赤，口干，便秘，舌质红或偏红，脉弦或弦滑。测量血压高于正常。临床观察发现，多数高血压病患者可因情志失调而发病，高血压的发生和变化又不同程度受情志因素的影响。因肝主疏泄，调气机，畅情志，肝之疏泄功能正常，则气血畅行无阻，血压即可保持正常。而高血压病人多肝（阳）火旺盛，易急躁发怒，致疾病发生发展。先天因素、情志失调是高血压病的主要病因，情志失调有情志抑郁和情志急躁，都易致肝气郁结，肝阳偏亢，血脉瘀滞。若情志失调，肝失疏泄，气机郁滞，一则瘀血内生，二因木郁则土壅，运化失健，痰浊内生。故临床高血压有时亦见气滞血瘀，或气虚夹痰瘀，以老年人、长期高血压病患者多见。从临床观察来看，中年高血压病以肝阳偏亢为主，老年人以肝肾阴虚、肝阳上亢为多，也可见气虚或肝阳夹痰湿瘀之象。临床所见高血压多发生在男女更年期前后，有病程较长、反复发作、迁延难愈的特点，这又和年老久病、多虚、多痰、多瘀的规律相吻合。朱老强调高血压病病机为肝肾阴虚，肝阳上亢，或肝风内动，气血逆乱并走于上，上实下虚。在治疗上，朱老认为，治疗高血压病重要的不是降压，而是改善症状，整体调整，这是中医临床治疗的长处。中医治疗强调治本，滋阴为滋补肝肾之阴，常用枸杞子、女贞子、山萸肉、桑寄生。平肝潜阳亦包括镇肝潜阳之意，力度有轻重之别，视症情轻重而定。用药如菊花、钩藤、夏枯草多为平肝，石决明、生牡蛎、龙骨、灵磁石等为镇肝。治疗高血压病，重镇贝壳类为常用之药，但是，一些矿物药、贝壳类药，长期服用可能碍胃，影响脾胃运化，注意使用一些护胃之品，如徐长卿、玉蝴蝶、神曲类。在临床上，许多高血压患者常常并存其他疾病和兼证，最多见的如高脂血症、高黏血症、高尿酸血症、2 型糖尿病及失眠、心烦、便秘，或并发中风、心力衰竭、心律失常等，治疗常需兼而顾之，并非仅滋阴潜阳一治了之。对高脂血症常常加泽泻、生山楂、虎杖；糖尿病血糖高，加生地黄、玄参、葛根、麦冬、地骨皮等；高尿酸血症加土茯苓、萆薢、威灵仙、虎杖等；高黏血症常加丹参、红花、鬼箭羽、川芎、三七，也常用"双降散"治疗，此方由水蛭 0.5~5g（粉碎装胶囊吞）、生黄芪、丹参、生山楂、豨莶草各30g，广地龙、当归、赤芍、川芎各10g，泽泻18g，甘草6g组成，治疗气虚、血瘀、痰浊兼夹之证，因高血压患者往往伴高黏血症、高脂血症。盖气虚则血运无力，血流不畅久而成瘀；气虚则运化无能，膏粱厚味变生痰浊，乃至气虚痰瘀互为因果。兼失眠，宜镇心安神，常加生龙牡、酸枣仁、合欢皮、夜交藤、茯神；心烦加生山栀、豆豉、川连；便秘加全瓜蒌、决明子、麻子仁、何首乌，何首乌能够通便、降脂，但应注意何首乌含蒽醌类物质，不宜长期使用。"降压洗脚方"简便廉验，为朱老临床治疗高血压病喜用之方。此外，高血压病的治疗，有时必须配合西药控制血压，中西医配合方能相得益彰，取长补短，改善症情，延缓病情进展。在诊疗过程中，朱老常嘱患者保持情志舒畅，避免情绪大幅波动、急躁易怒，多食新鲜蔬菜、水果，保持大便通畅，少食过咸、高脂、高糖、油腻、煎炸之品，适当锻炼，控制体重。如此等等，都是非常重要的。

六、张学文

张学文，陕西中医学院主任医师、教授，首届国医大师，中医急症专家，全国老中医药专家学术经验继承工作指导老师。主编和参编《瘀血证治》《舌诊图鉴》《中医内科急症学简编》等多部著作，发表学术论文60余篇。

张学文教授认为高血压的中医病机是肝气郁滞、脾不升清、心肾不交、阴虚阳亢、血脉失和、脉络瘀滞，治疗当以健脾升清、平肝散滞、滋肾活血为法。

他认为本病的病因病机是肝气郁滞、脾不升清、心肾不交、阴虚阳亢、血脉失和、脉络瘀滞，脑为清窍、髓海，气血之总汇，气血冲和，才能保证脑有所养，脑神主事有序，血压稳定，人体健康。因此，治疗本病不能贸然只用潜降之品，而应以调和气血、疏通血脉、平衡阴阳为原则，以健脾升清、平肝散滞、滋肾活血为法，临床常用黄芪、葛根、白术、茯苓、菊花健脾升清，瓜蒌、泽泻肃气降浊，生杜仲、桑寄生、女贞子、何首乌滋肾，天麻、龙骨、牡蛎、草决明、石决明、磁石平肝潜阳，丹参、赤芍、豨莶草、川牛膝活血散滞，山楂消食化浊、活血散滞，随证加减。

医案赏析

曾诊马来西亚某集团公司患者，因吃海鲜、喝酒后胸痛，血压：160/90mmHg，经当地医院检查，诊断为高血压、冠心病，治疗无效。此后一直胸痛，严重时不能平卧，有时两胁疼痛，偶向背部放射，体胖，大便常干，舌胖而有齿痕、苔白，脉弦而虚。张学文教授辨证为心肾两亏、肝气郁滞，治以调补心肾、舒肝活血，佐以化痰为法。药用全瓜蒌15g，薤白10g，西洋参60g（另煎），麦冬10g，五味子10g，生杜仲12g，桑寄生15g，丹参15g，赤芍10g，鹿衔草15g，香附10g，豨莶草30g，生山楂15g。水煎，日1剂，分2次服。服药1月，胸痛止，血压正常，后加天麻10g，草决明15g，为丸剂。患者服药半年，身体如常人。

曾诊患者，头痛、头晕、手麻木10余年，曾诊断为高血压，服中西药无数，症状时轻时重。刻诊：伴右腿疼痛、右耳鸣、睡眠差、精神萎靡、腰膝酸软，舌紫黯，脉弦，血压180/100mmHg。张学文教授辨证为阴虚阳亢、肝风兼瘀，治以滋阴平肝、熄风化瘀为法。药用菊花12g，川芎10g，川牛膝15g，磁石30g（先煎），丹参15g，豨莶草30g，赤芍10g，路路通15g，僵蚕10g，生地黄12g，夜交藤30g，生龙骨30g（先煎）。水煎，每日1剂，分2次服。服药6剂，症状无明显改善，原方加天麻10g，姜黄10g，服药20剂，症状基本控制，血压正常。停药半年后又头胀痛、双手发麻、睡眠差、耳鸣。刻诊：舌暗少苔，脉弦，血压180/100mmHg。药用炙黄芪30g，当归12g，川芎10g，赤芍10g，桃仁10g，红花6g，地龙10g，炒枣仁30g，夜交藤30g，川牛膝15g，磁石30g（先煎），生龙骨30g（先煎），生牡蛎30g（先煎），豨莶草30g，生山楂15g。服6剂，症状明显减轻，但胸闷，舌淡苔白，脉弦细，去牡蛎，加瓜蒌15g、天麻12g、蝉蜕6g。再服30剂，症状平伏，血压正常，改杞菊地黄丸、复方丹参片内服，以巩固疗效。

七、杨学信

杨学信，宁夏医科大学附属中医医院心病科主任医师，宁夏回族自治第一批名老中医师承指导老师，全国第四批老中医药专家学术经验继承指导老师，2009 年被确定为国家级重点学科——中医心病学科带头人。在其 30 年的临床、教学、科研工作中，积累了丰富的经验，并形成了独特治疗高血压病的学术思想及经验。

杨学信主任医师结合中医经典理论，总结高血压病的发病与中医眩晕发病原因相近。认为风为百病之长，在六淫中为首，而且风性数变，易袭阳位及体表，从上到下，从内到外，均可窜走。风火皆属阳，多为兼化，皆可逆冲于上。痰湿瘀血和而为浊，浊留体内，气血不畅，经络受阻。风邪可夹痰湿瘀阻经络、血管、神经等，久之形成浊毒，毒郁而化热生火伤机体之阴，则为虚证。杨学信主任医师根据多年的临床经验认为早期多与风、火、痰湿三邪有关，且三者相互传变。治疗以祛风宜清火，治痰必先制水。症见眩晕、面色发红、舌质红嫩、苔黄、脉细弦者，方用调压汤合镇肝清热解毒之品，从肝脾肾三脏入手，调节脏腑阴阳气血平衡，同时祛邪畅络，平抑肝阳以治肝阴不足、肝阳上亢。对于血瘀较甚者如脑部疼痛，面色晦暗，舌质紫暗，且有瘀点、瘀斑，舌下静脉怒张，脉滞涩的可加入路路通以增强活血祛瘀的作用。对于后期高血压病继发的肾功能障碍类者，症见头晕目眩、耳鸣、腰膝冷痛、全身乏力、喜温恶冷、两足痿弱、下肢浮肿、小便不利或夜尿频频、精液清冷、舌淡胖少苔、脉虚弱无力，在温补肾阳、活血化瘀的基础上，可同时加用胶类药物，如阿胶、鹿角霜等，以改善血管弹性，增强治疗效果。治疗肝肾阴虚、络脉失常眩晕的代表方剂调压汤（组成：草决明 30g，葛根 20g，川芎 20g，泽泻 20g，生熟地各 20g，生白芍 30g，天麻 12g，钩藤 15g，珍珠母 30g，茯苓 20g，川牛膝 20g，路路通 10g，地龙 10g，生甘草 10g，野菊花 15g）是杨学信老师独创，有良好的证治效果。

八、曾学文

曾学文，江苏省盐城市中医院主任医师、中西医结合内科专家，江苏省中医药学会心血管专业委员会副主任委员，江苏省中西医结合学会心血管专业委员会副主任委员，盐城市中西医结合学会副理事长，全国老中医专家学术经验继承工作指导老师。

　　曾学文主任医师认为中老年高血压肾损害以肝肾亏虚为本，又因虚致瘀致浊，痰瘀等病理因素是其必然结果，而痰瘀的存在亦可反过来加重肝肾虚损，从而形成恶性循环，致使病程缠绵难愈。所以治疗上当标本兼顾、通补兼施，截其恶性循环。"补法"治其本，高血压病肾病基本病机在于肝肾阴虚，继而在此基础上，阴虚风动，痰瘀阻络。"虚则补之"，因此，补肝肾之阴，水充木荣，阴液得复，以治其本，且应在养肝益肾的同时，亦应遵循"阳化气阴成形""阳生阴长"之理，治法上当兼顾温阳，阳中求阴。此外补益肝肾之药多为滋腻之品，易阻碍气机，助长湿邪，致血行不畅，生瘀生痰化饮，治疗上宜用甘寒淡渗之品滋补肝肾之阴而不助湿，亦可少佐温通行气之品。"通法"治其标，痰瘀阻络为本病之标，"实则泻之"，治疗当佐以活血化痰祛浊之品，祛邪意在补虚，则肝肾阴精充沛，肾络畅利，精血化生，肾的闭藏功能因此得以恢复。曾老认为高血压肾损害，多发生于中老年人，为慢性病，病程较长，气血可补，尤不可破，不宜伤气破血耗血伤阴，故宜使用活血补血之品，切不可重用破血耗血之品，化痰祛浊多有行气之功，切不可破气耗气太过。

医案赏析

　　曹某某，男，69岁，2014年10月5日初诊。主诉：反复头晕目眩20余年，腰酸乏力1年余，加重1月。患者有高血压病病史20余年，血压最高达到220/100mmHg，多在当地乡镇卫生院就诊，平时不规律简短服用常药降压片、尼群地平、卡托普利等药，血压控制欠佳，波动较大。患者1年前开始出现腰酸，乏力，双下肢浮肿，未予重视，1月前，腰酸乏力症状加重，双下肢浮肿，为求中西医结合诊治，遂请曾老诊治。症见：腰酸乏力，头晕目眩，头重，双下肢轻度浮肿，面部潮红，五心烦热，食少纳差，夜寐欠佳，夜尿多，大便偏干。测血压160/100mmHg，双下肢轻度凹陷性水肿，舌质暗红，有瘀点，苔薄黄，脉弦滑。检查提示：尿常规：尿蛋白（++）；肾功能：Cr128.2μmol/L，BUN 9.66mmol/L；双肾彩超未见明显异常。中医诊断：腰酸（肝肾阴虚，血瘀水停）。西医诊断：高血压肾病，高血压病3级（极高危）。治则：通补兼施——养肝益肾，活血化瘀，利水消肿。处方：女贞子20g，墨旱莲10g，杜仲10g，山茱萸10g，黄芪30g，当归10g，赤芍10g，川芎10g，地龙10g，益母草30g，白术20g，猪茯苓各15g，泽泻10g，玉米须20g。7剂，日1剂，水煎分早晚分服。西药予阿司匹林、贝那普利、非洛地平等口服治疗。嘱患者畅情志、避风寒，低盐、低脂、低蛋白优质蛋白饮食，监测血压。药后患者腰酸、头晕目眩及头重改善，双下肢浮肿不显，面色潮红，五心烦热基本消除，食纳显增，夜尿增多改善明显。1周后复诊，曾老原方予去猪苓、泽泻，加仙灵脾10g，菟丝子20g，症状逐渐好转。后原方稍有更改服用近1月，腰酸头晕目眩浮肿诸症消失。

按：患者老年人，慢性病，病程长，气血可补不可破，活血化瘀，养肝益肾，利水消肿。本方温而不燥，活血不破血，滋而不腻。曾老认为高血压肾损害临床症状比较隐匿，患者一旦出现明显症状或发现理化检查异常时，多已发展到肾功能不全期，药物治疗很难取得满意效果。因此，治疗高血压病，西医治疗上应多选择长效并具有保护肾功能的降压药物，如ACEI或ARB类药物，同时降压治疗的同时可使用中医中药保护肾脏，不管是否已出现肾损害症状或检查异常。《内经》有云"不治已病治未病"，曾学文主任医师临床上以通补兼施法治疗，疗效显著。本案患者，曾老养肝益肾活血切中病机，养肝益肾使肝肾之精气充盛，活血利水则邪祛新生，血行通畅，则主水、藏精、气化各司其职，共奏良效，在临床上应用治疗高血压肾损害，取得了良好的效果。

九、杨少山

杨少山，出生于浙江余杭，主任中医师，浙江省名中医，全国名老中医，历任浙江省中医学会内科学会理事，杭州市第六届，省第六、第七届人大代表，全国第八届人大代表，杭州市政协委员。杨老世家业医，自幼随其父杨仰山老中医习医，又得热病专家王泽民老先生的精心传授，弱冠时即悬壶设诊于杭城，每每扶危救厄，终成治疗内科杂病的名医。

杨老认为高血压病机为机体阴阳平衡失调，与肝肾两脏关系较为密切，属于肝火上炎、肝阳上亢型；久病不愈，伤及肝肾之阴，形成肝肾阴虚或阴虚阳亢之证，以舒张压和收缩压均增高为多见；再则阴损及阳，成为阴阳两虚，此时以收缩压增高为主，病情较重，且多兼夹痰、瘀、风诸证。

临床辨证分型：①肝火上炎型　临床表现：头痛目眩，面赤，心烦易怒，口苦口干，大便秘结，舌红苔黄，脉弦数有力。治则：清肝泄火。处方：自拟泻肝汤加减。药用黄芩、山栀、柴胡、杭白芍、甘草、制大黄、炒枳壳、制香附、佛手片、绿梅花、炒二芽、明天麻、杞子、钩藤、槐米、玫瑰花等。②肝阳上亢型　临床表现：心烦少寐，面红潮热，头晕头痛，目眩耳鸣，口干，舌红苔黄，脉弦。治则：平肝潜阳。处方：天麻钩藤饮加减。药用天麻、枸杞子、杭白芍、钩藤、石决明、决明子、桑寄生、炒杜仲、川连、炒枣仁、夜交藤、怀小麦、川牛膝等。③肝肾阴虚型　临床表现：头目眩晕，脑海空虚，耳鸣耳聋，腰膝酸软，失眠多梦，口干咽燥，舌少苔，脉细略数。治则：滋阴柔肝。处方：一贯煎加减。药用北沙参、生地、麦冬、枸杞子、怀小麦、桑寄生、炒杜仲、炒川断、炒狗脊、川连、炒枣仁、夜交藤、佛手片、绿梅花、川楝子等。④阴虚阳亢型　临床表现：眩晕头痛，头重脚轻，心烦失眠，手足心热，耳鸣心悸，舌尖红，苔薄白，脉弦数。治则：滋阴潜阳。处方：杞菊地黄汤加减。药用枸杞子、杭白菊、生地、山萸肉、丹皮、茯苓、明天麻、杭白芍、钩藤、石决明、川连、炒枣仁、夜交藤、怀小麦等。⑤阴阳两虚型　临床表现：头痛眩晕，耳鸣，视物昏花，劳则气短，畏寒肢冷，夜尿增多，舌淡苔白，脉沉细。治则：育阴助阳。处方：肾气丸加减。药用熟地、山萸肉、怀山药、茯苓、丹皮、鹿角片、桂枝、菟丝子、桑螵蛸等。兼内风加潜降熄风药，如钩藤、龙骨、牡蛎、白蒺藜、珍珠母；兼血瘀加活血化瘀之品，如丹参、川芎、当归、桃仁、红花；兼痰浊加化痰祛湿之品，如佩兰、米仁、竹茹、瓜蒌皮；甚则加豁痰利气之品，如石菖蒲、半夏、陈皮，或加用生山楂、泽泻、豨莶草以降脂泄浊等；心阴虚加酸枣仁、远志、二至丸、柏子仁、合欢皮等，以养心安神；兼腹实便秘加大黄、火麻仁、枳实、番泻叶通便；头昏重用川芎、天麻、菊花等，随证加减。

医案赏析

张某，女，41岁，2003年6月11日初诊。发现血压增高半年，在服络活喜片1日5mg，今测得血压180/140mmHg。头晕目眩，心烦少寐，胸闷口干，颜面潮红，苔薄黄舌质红，脉弦。属肝阳上亢，治拟平肝潜阳。方用明天麻6g，枸杞子30g，钩藤18g，杭白芍15g，石决明15g，决明子30g，川连3g，炒枣仁、夜交藤各 30g，黄芩 10g，桑寄生、怀牛膝、生地各 15g，丹皮 10g，旱莲草 15g，女贞子 10g，连服 10 剂。6 月 21 日二诊：服药后头晕目眩减，血压 140/105mmHg，仍胸闷寐差，舌脉同前，上方去丹皮、生地、黄芩，加川石斛 15g，合欢皮 10g，再进 10 剂。7 月 1 日三诊：诸症渐平，面色如常，血压 140/90mmHg，苔薄白舌质红，脉弦，前方续服 7 剂。服药后肝阳渐平，阴阳趋于平衡，诸症渐息。

十、颜乾麟

颜乾麟，江苏丹阳人，南京铁道医学院副主任医师、南京市中医药学会理事、江苏省中西医结合学会老年病委员会委员、上海市中医医院主任医师。现任同济大学中医研究所副所长，上海市第十人民医院中医心脑血管病临床医学中心副主任，全国第四、第五批名老中医专家学术经验继承工作指导老师，全国首届中医药传承高徒奖获得者。其祖父为著名中医学家颜亦鲁，父亲为国医大师颜德馨教授。

颜乾麟副主任医师认为中老年人高血压病多由阴阳气血失衡、风火痰瘀等因素引起，调理好这些致病因素，有利于患者降低血压，缓解症状，提高生活质量，防止其进一步发展成为其他更严重的疾病。他认为中老年人多阴阳不足，气血失衡，若情志不通，生活饮食失节，则易生风、火、痰、瘀，而致血压升高。阴阳亏损势必导致气血失衡，如气虚推动无力，气机郁滞，或素有瘀阻，脉道不利，都可导致气血运行不畅，而使血压升高。气滞血瘀，瘀滞脉络，或心肾阳气虚弱，温煦推动无力，血液停滞，形成瘀血，使血压升高。张山雷云"痰涎积于经髓则络中之血必滞"，唐容川又云"血积既久，亦能化为痰水"，可见痰浊瘀血常相互交结为病。颜师在治疗上提倡阴阳并调，气血并治，于阳中求阴，阴中求阳，同时注重调理脾胃，固护心阳，遵循"心病宜温"的原则，喜用温阳药以调枢机，使气血冲和。临证遣方用药有以下特点。

颜乾麟副主任医师在临床上针对中老年人高血压病阴阳气血失衡，风火痰瘀交结，本虚标实的病机特点，常用补益肝肾，调理气血，化痰熄风等方法治疗，取得了满意的疗效。阴亏阳亢证，阴亏阳亢者，症见高血压、眩晕、腰膝酸软，口干，便干，舌瘦而红绛少苔，脉细数。治宜平肝潜阳，养阴熄风，方用镇肝熄风汤加减。药用怀牛膝、生龙骨、生牡蛎、龟板、赤白芍、玄参、天冬、川楝子、生麦芽、茵陈蒿、甘草。血压过高者，加羚羊角粉吞服。兼痰热者，加全瓜蒌、竹茹、胆南星、黄连。大便秘结者，加生地黄、麦冬。阳气亏虚证，阳气亏虚者，症见四肢不温，倦怠乏力，面赤肢冷，腰膝酸软，小便清长，舌紫暗。治宜温补脾肾，方用保元汤合右归丸加减。药用党参、黄芪、肉桂、炙甘草、熟地黄、山药、山茱萸、枸杞子、菟丝子、鹿角胶、杜仲、川续断、当归、炮附子、牛膝。兼便溏者，加苍白术、补骨脂。便秘者，加肉苁蓉、当归。夜尿多者，加草薢、乌药、益智仁、石菖蒲。气虚湿热证，气虚湿热者，症见眩晕，胸闷，体倦乏力，四肢困重，劳则加重，舌胖苔厚腻略黄。治宜益气健脾、祛湿清热，方用李氏清暑益气汤加减。药用黄芪、苍白术、升麻、党参、泽兰、青陈皮、麦冬、当归、炙甘草、黄柏、葛根、五味子。湿重肢肿者，加五苓散。痰浊风动证，痰浊风动者，症见头晕，头重如裹，口中黏腻，苔白腻，脉濡滑。治宜益气、祛痰、降逆，方用半夏白术天麻汤合涤痰汤加减。药用半夏、白术、天麻、陈皮、茯苓、党参、胆星、竹茹、枳实、菖蒲、川芎、黄芩、炙甘草。痰湿化热者，用黄连温胆汤。气滞血瘀证，气滞血瘀者，症见头晕、头痛经久不愈，心悸，面色晦暗，四肢麻木，乏力，舌质紫暗，有瘀点瘀斑，脉涩或结代。治宜活血化瘀通络，方用血府逐瘀汤加减。药用当归、生地黄、桃仁、红花、枳壳、赤白芍、柴胡、甘草、桔梗、川芎、牛膝、葛根、丹参。兼气虚者，加黄芪、党参、防风。痰瘀交阻者，加半夏泻心汤。

医案赏析

张某，男性，78岁。2012年9月13日就诊。患高血压病10余年，有脑梗死病史，长期服用络活喜等西药降压，但血压仍时有波动，最高时达180/100mmHg。现症头晕目眩，下肢浮肿，胸闷，气短乏力，汗出不多，胃纳一般，入夜少眠，小便淋漓，夜尿多，便秘，舌质暗红，舌苔黄腻，脉弦滑。西医诊断为高血压病。中医诊断：眩晕、水肿。辨证为气虚湿热证。治疗以益气通络、清热利湿。处方：生黄芪30g，防风6g，赤、白芍各15g，决明子30g，桂枝5g，猪苓、茯苓各15g，泽兰、泽泻各15g，陈皮6g，丹参15g，川芎 15g，怀牛膝 30g，车前子 18g（包煎），黄芩 6g，生薏苡仁 15g，黄柏 5g，炙甘草 5g。14 剂。二诊：血压 145/85mmHg，头晕，下肢浮肿渐退，胸闷减轻，入暮神疲肢软，胃纳一般，入夜少寐，大便日解而不畅，夜尿减少，舌苔腻微黄，脉左关弦滑。以上方去陈皮、丹参、生薏苡仁、黄柏，加枳实 10g，厚朴 10g，苍术、白术各 10g，升麻 6g 继续治疗。14 剂。三诊：下肢浮肿已退，头晕、胸闷等症明显减轻，大便通畅，续用上方出入治疗，嘱咐可逐渐减少降压药的用量。处方：生黄芪 30g，防风 6g，赤芍、白芍各 15g，柴胡 10g，黄芩 10g，川芎 15g，决明子 30g，苍术、白术各 10g，泽泻 15g，法半夏 10g，天麻 15g，肉桂 3g，怀牛膝 30g，杏仁、桃仁各 10g，车前子 18g（包煎），炙甘草 3g。以上方加减调理，至 2012 年 11 月 22 日，血压降至 135/80mmHg，诸症明显缓解，并且降压药已由每天服用两片减为每天服用半片，继续以上方出入调理，以兹巩固。

十一、刘志明

刘志明，主任医师，博士研究生导师，享受国务院政府特殊津贴专家，中国中医科学院资深研究员，中国中医研究院学术委员会委员和学位委员会委员，北京中医药大学、中国中医研究院研究生部客座教授，中国中医药学会副会长，深圳市中医顾问；全国政协第六、七、八届委员。

医案赏析

患者，男，58 岁，干部。2010 年 1 月 5 日初诊。主诉：头晕反复发作 10 余年，加重半年。患者高血压病史 10 余年，头晕时常发作，口服降压药物控制，具体药物不详，血压可维持于 130/90mmHg 左右。2009 年 7 月份，患者因青光眼于宣武医院住院治疗，期间发现"多发脑血管狭窄（右侧颈内动脉中、重度狭窄）"并行右侧颈内动脉支架手术，植入支架 1 枚，后渐觉头晕加重，以致日常生活受碍，故前来就诊。刻下症：头晕，视物模糊，左眼失明，唇淡，双下肢无力，纳可，睡眠不安，二便调。查体：血压 140/80mmHg，心率 75 次/分钟。舌质淡红，苔薄白，脉沉细弱。中医诊断为眩晕，气血亏虚证；西医诊断为高血压 3 级（极高危组）。治疗原则：益气养血，通经活络。处方：天麻 15g，白芍 15g，赤芍 15g，川芎 15g，生地黄 15g，熟地黄 15g，黄芪 28g，菊花 18g，防风 15g，甘草 6g，酸枣仁 25g，地龙 15g。7 剂，水煎服。二诊：服上药 7 剂后，头晕好转，但肢体仍无力，痿软，伴步态不稳，口微干，身微热，失眠，多梦，夜尿频，大便稍干，查血压 145/80mmHg，舌质暗红，苔薄黄，脉沉细。上方去防风、地龙、黄芪、酸枣仁，加茯苓、石菖蒲、知母、黄柏、山萸肉、山药，水煎服 14 剂。三诊：患者自觉症状明显好转，病情稳定，继服上方。

刘志明主任医师治疗高血压病最常用药味分析结果可知，天麻、茯苓、川芎、甘草这四味药都有降血压的药理作用，天麻入肝经、茯苓入心脾肾经、川芎入肝胆经、甘草入脾胃经，四药合用，肝脾肾同治；又川芎活血行气，且引诸药到达病所；天麻平肝潜阳熄风，是降血压的要药；茯苓健脾益气，化痰利尿；甘草益气。诸药合用，风、血、痰同治。由此可以看出刘老治疗高血压病的治则为滋补肝肾、调和气血。

十二、孙兰军

孙兰军，天津中医药大学第二附属医院主任医师、教授，博士研究生导师，内科首席专家，享受国务院特殊津贴，全国第四、第五批老中医药专家学术经验继承工作指导老师，第二批全国名中医传承工作室指导老师，天津市名中医。他业医 40 余载，学术专长为中西医结合治疗心血管病，他汇通中西医诊疗疾病的思想，提倡病证结合、以病统证的学术理念。

孙兰军教授认为，高血压病的病机随着病程的进展有所变化。在高血压病的初期，以肝脾气郁、痰浊上犯为病机关键。随着病情的进展，气郁、痰阻日久必然伤及血脉，血行不畅，出现血瘀证的各种表现。在对本病中医治疗方面，孙教授在辨证论治原则上结合高血压病的轻、中、重分级及病程的长短，立足肝、脾、肾三脏的调理。

针对临界、1 级高血压患者，孙教授立足于从肝脾论治，并根据临床表现随证加减。该阶段高血压患者，多表现为眩晕、耳鸣、头目胀痛或晕重头蒙，孙教授辨证为肝阳上亢或痰蒙清窍之证，基本方用天麻钩藤饮及半夏白术天麻汤加减。兼肝郁表现合逍遥散加减，兼肝火旺加磁石、生地等清心平肝，兼耳中鸣响者加菖蒲、郁金等解郁化痰开窍，兼颈部不适者加葛根、川芎等活血伸筋，如遇大便不畅或黏滞不爽，加枳实、大黄、胡黄连祛湿通腑。此外，孙教授认为高血压病在血脉，脉道不利是其主要病理改变，因此，在病变早期，即使没有明显的血脉瘀滞表现，也顾及"瘀血"病机，用药多考究，采用川芎、丹参、益母草等活血通脉作用相对平稳之品，亦寓"未病先防，既病防变"之医理。

针对2、3级高血压患者，孙兰军教授立足于中西医结合，中医着眼于从脾肾论治。在西药运用方面，一者考虑到降压效果的平稳到位，一者考虑到不同患者的个体差异，并兼顾高血压并发症和靶器官损害的发生。对于顽固性高血压患者，优选两到三种降压药物。药物选择紧密结合患者中医证候特点，对于肝火上炎或阴虚阳亢者，联合应用倍他乐克一类的药物，在降压的同时减慢心率；对于痰湿壅盛者多联合应用复代文及他汀类药物，以调节血容量，改善血液流变学指标；对于脾肾不足致浮肿患者或合并心脏病变或有瘀血表现者多联合应用螺内酯、拜阿司匹林等，以减轻心脏负荷，保护心肌细胞和血管并对抗血小板聚集。

在2、3级高血压中医辨证治疗上，立足于脾肾，根据临床表现随证加减用药。该阶段高血压患者，多表现为眩晕时作或持久，腰酸神疲，失眠健忘，心悸少寐等脾肾亏虚之证，由于患病日久，多伴有瘀血阻络的表现，孙教授多辨证为肝肾亏虚兼血瘀或气血亏虚兼血瘀之证，基本方法用河车大造丸及归脾汤加减。兼见心烦、潮热等阴虚火旺者加知母、黄柏、枸杞子、鳖甲等滋阴清热；伴有肢麻肢颤甚至走路不稳等肝风内动者，加生龙牡、天麻、钩藤等平肝熄风；伴有夜寐不安、心悸健忘等心神失养者，加用酸枣仁、夜交藤、远志等养血安神；伴腹胀、大便不畅等胃肠气滞者，加枳实、砂仁等理气化滞；伴有纳少神疲、气短便溏等中气不足者加黄芪、党参、白术、升麻等补气升提。本阶段活血药多用当归尾、桃仁、水蛭、三棱等活血通络之品，但临证需注意患者正气强弱选择活血化瘀药物及用药剂量。

医案赏析

赵某，女，64岁。2013年11月15日来诊。主诉：发现高血压10余年，近1个月因情志不遂头晕加重。证见：眩晕、时有耳鸣，腰膝酸软，头胀，心悸心烦，失眠，纳差。舌红苔薄黄，脉弦细数。查体：血压：165/

105mmHg，心率：86 次/分钟，偶发房早。既往患慢性胆囊炎。孙教授诊断为高血压病 2 级，中医辨证为阴虚阳亢之眩晕。结合患者表现，治以病证结合，中西药联用。中药拟以健脾滋肾、潜阳安神，予河车大造丸合天麻钩藤饮加减。药用：熟地黄 20g，龟板 10g，黄柏 15g，杜仲 15g，麦冬 10g，牛膝 15g，天麻 12g，钩藤（后下）30g，川芎 15g，葛根 20g，黄芪 40g，远志 12g，白术 15g，砂仁 12g。西药用倍他乐克 25mg，日两次口服。

二诊：患者眩晕症状减轻，睡眠明显好转，耳鸣未改善，血压：145/100mmHg，心率：80 次/分钟，上方减砂仁、黄柏，加龙骨 30g，鳖甲 10g，余治疗同前。三诊：眩晕、耳鸣均减轻，睡眠、饮食转佳，心悸亦好转，血压：140/90mmHg，心率：76 次/分钟，上方黄芪调至 30g，减葛根，倍他乐克改为 12.5mg，日两次口服，嘱葛根 60g，代茶饮，余同前。后以上方调理而愈。

十三、周信有

周信有，甘肃中医药大学终身教授，著名中医学家、中医教育家，甘肃省首届名中医，享受政府特殊津贴专家，第一、第二批全国老中医药专家学术经验继承工作指导老师，第三届国医大师。

周老从事医、教、研工作 70 余年，学验俱丰，临床治疗内科杂病，疗效显著。周老认为对本病所表现的上下升降和阴阳虚实偏颇失调的病理状态，要分别轻重、先后，化裁适宜，用药得当。要充分发挥中药复方的综合运用和整体调节的作用。任何偏执一法一方的治疗原则，不综合考虑上下升降、阴阳虚实之间的辨证关系，都必然带来某种局限性，影响疗效。

医案赏析

唐某，女，59 岁，居民，2010 年 5 月 13 日就诊。患者有高血压病史 7 年，平时性情急躁易怒，手脚心热，睡眠差。1 周前因生气后出现明显头痛、眩晕、耳鸣、失眠。今来就诊，见舌质暗红，少苔，脉弦细。血压 180/105mmHg。周老辨证为肝肾阴虚，阴虚阳亢。治宜育阴潜阳，清泄肝胆，养血通络，明目定眩。处方：何首乌 20g，桑葚 20g，女贞子 20g，元参 20g，桑叶 9g，菊花 20g，茺蔚子 20g，车前子 9g（包），决明子 20g，广地龙 20g，钩藤 20g，生龙骨、生牡蛎各 30g，石决明 30g，丹参 20g，香附 15g。水煎服。连服 5 剂，诸症悉减。二诊加枸杞 15g，怀牛膝 9g，继服药 15 剂，症除病愈，血压稳定在 125/80mmHg 左右，嘱其继续服药以巩固疗效。

该患者年近六旬，肝肾精血已亏，虚阳易于浮越，而出现眩晕、耳鸣诸症。《灵枢·海论》提出肾精不足，脑髓空虚，发为眩晕的观点，即"髓海不足，则脑转耳鸣，胫酸眩冒，目无所见，懈怠安卧"。故治疗时应抓住肝肾亏虚这一病理关键，在补益肝肾、育阴潜阳的基础上，再给以清泄肝胆、养血通络、明目定眩之品综合治疗，往往疗效满意。周老认为，中药治疗高血压病方面有着自己独到的优势，远期效果良好，毒副作用小。另一方面，患有高血压病的老年人，也多患有其他老年相关疾病，西医治疗起来难免顾此失彼，中医学则能够从整体出发，本着"三因制宜"的原则，整体调节，这也是中医学的优势所在。

十四、刘持年

刘持年，山东中医药大学教授、博士研究生导师、中医学博士后流动站合作教授，兼任北京中医药大学博士研究生导师，中华中医药学会方剂学分会顾问，中国实验方剂学杂志编委，中华现代临床医学杂志编委，山东中医药学会常务理事，山东省新药审评专家，山东省医学会医疗事故技术鉴定专家教授，国家级名老中医专家。从事中西医结合临床、教学、科研工作 50 余载，曾先后师从中药方剂学家周凤梧教授和临床中医家周次清教授，他临证善用经方验方，古今接轨，知守善变，不落窠臼，临床疗效突出。

刘教授认为，青年人高血压常因过大的工作与生活压力，造成精神紧张或恼怒忧郁而成。其病机主要为肝失疏泄，表现为肝气郁结，肝火上炎及肝阳上亢的主要病证。整个病理变化以实为主，或因气郁化火或肝阳疏泄太过，木火内生导致肝火上炎证；或因精神抑郁，情志失调，使肝失疏泄，气机不利而导致肝气郁结证。本病经过发展也会出现本虚标实、阴虚阳亢的病理变化，重要的是在辨证过程中，应注意阴虚与阳亢的主次轻重。青年人高血压一般来讲偏于阳亢重，阴虚轻。刘教授认为，临证应以清肝泻火、疏肝理气、平肝潜阳等作为处方的主要立法依据，同时注重养肝柔肝，顾护肝阴。本研究的结果显示，单味药出现频率最高者为白芍。白芍，味苦酸，性微寒，归肝脾经，能够养血柔肝，既能补肝阴之不足，又能抑肝阳之上亢。现代研究也证明其对中枢神经有镇静作用，可以扩张冠脉血管及外周血管，降低血压。其次为钩藤，钩藤味甘，性微寒，归肝、心包经，善清热平肝，熄风止痉。《本草纲目》曰："皆肝风相火之病，钩藤通心包于肝木，风静火熄，则诸症自除。"对于肝火上炎及肝阳上亢所致头晕颇效。川芎味辛性温，归肝、胆、心包经，能够活血行气，祛风止痛，《本草汇言》曰："芎劳，上行头目，下调经水，中开郁结，血中气药。"其能畅透肝木条达上升之性，并能散郁火，即"火郁发之"之意。现代药理研究表明，川芎嗪有明显舒张血管的作用，能对抗多种不同诱发因素引起的不同血管段收缩。地黄，味甘而苦，性凉，归心肝肾经，功能滋阴凉血，凉肝养阴，研究表明，地黄对于血凝及血流变学均有影响，具有生血、降压等作用。菊花性味辛、甘、苦，微寒，归肺肝经，功善疏风清热，清肝泻火，《本草正义》曰："凡花皆主宣扬疏泄，独菊花则摄纳下降，能平肝火，熄内风，抑木气之横逆。"对于目赤肿痛、头晕头痛等症状有明显的缓解作用。《本草正义》又谓其"摄纳虚阳而归于下"，菊花尚有滋肾阴的作用。夏枯草，味苦、辛，性寒，归肝、胆经，能够清肝火，平肝阳。《滇南本草》谓其"祛肝风，行经络"，对于肝阳上亢、眩晕头痛有良好的效果。中药现代药理研究表明，钩藤、菊花、夏枯草所含皂苷均有舒张血管、降低血压的作用。

十五、金妙文

金妙文，南京中医药大学教授、博士研究生导师，江苏省著名中西医结合专家，全国名老中医学术经验继承指导老师。金师从事临床、教学、科研工作近五十载，学验俱丰，尤善于治疗心脑血管疾病，对高血压病从痰瘀入手有独到见解和深刻认识。

金妙文教授认为痰瘀贯穿于高血压病发生、发展和变化的整个过程，长期存在于病变的各个时期。一般高血压病初期患者以痰浊、瘀血为主，如高脂血症、肥胖、烟酒过量等导致气血津液代谢紊乱，津停为痰，血留为瘀，痰瘀互结，损伤络脉，又进一步导致气血运行逆乱，痰滞瘀闭，最终导致眩晕。久则进展导致脏腑虚损，进一步加重痰瘀互结和对络脉的损伤。现代医学研究亦认为，脂质代谢紊乱是痰浊证的物质基础，血液流变学异常是血瘀证的客观指征，血脂、血液流变学指标逐渐增加，病情会逐渐加重。当高血压病患者出现明显的并发症时，往往可见到有痰瘀互结的证候表现。痰瘀互结是高血压病发生、发展的主要病机，活血化痰为高血压病的基本治法。即使疾病之初，尚未表现出明显痰瘀互结征象，也应考虑痰瘀互结的趋势，防患于未然。不仅如此，还需分清痰瘀孰轻孰重，孰先孰后，权衡治之。先病痰后病瘀，且痰结较重者，宜治痰为主，重调气治肺脾肾；先病瘀后病痰，血瘀为甚者，当治瘀为先，重在调心肝脾；痰瘀分居者，则兵分两路，各攻其穴；痰瘀并重者，则化痰祛瘀并举，使痰瘀分消。化痰祛瘀作为一基本治则，贯穿于治疗高血压病的全过程。对活血化瘀药无效的"瘀证"治疗中，宜加化痰药；而对化痰药无效的"痰证"宜加用活血化瘀药，以求达到病证同治目的。高血压病痰瘀同治常用基础药物：半夏、茯苓、竹茹、白术、川芎、紫丹参、天麻、怀牛膝、郁金、炒苡仁、益母草、泽兰、石菖蒲。

医案赏析

案1：张某，女，56岁，工人，2012年3月19日初诊。患者2年前在职工医院体检确诊为高血压病，平素服用贝那普利，血压控制不佳，波动于140～165/90～100mmHg之间。患者平素急躁易怒，时有口干口苦，近日因工作原因，精神紧张。3天前出现头痛，头胀如裹，尤以巅顶为甚，现伴有口干口苦，胸闷灼热，心烦易怒，恶心呕吐，夜寐不宁，舌质红，苔黄腻，脉弦滑。体格检查：血压155/98mmHg，心率82次/分钟，律齐。中医诊断：头痛，证属痰火上扰。治宜清热化痰，平肝熄风。药用：天麻12g，陈皮12g，半夏10g，黄连10g，竹茹10g，制大黄12g，枳壳10g，茯苓10g，夏枯草12g，藁本10g，石菖蒲10g，炙甘草6g。每日1剂水煎，连服5剂。自觉头痛头晕缓解，纳食渐增，呕止，诉夜寐欠安，多梦心烦，舌红，脉弦滑。中药汤剂在前方基础上去藁本，加酸枣仁30g、知母10g，以养心除烦安神。续服7剂，诸症痊愈，测血压130/85mmHg。

案2：刘某，男，68岁，教师，因"头晕反复发作10年，加重1月"来诊。患者10年来，头晕反复发作，多次测量血压升高，最高血压达180/

105mmHg，服用氨氯地平、缬沙坦等药物，血压控制欠佳。近1月来，头晕频作，头胀，胸闷，气促，动则加重，肢软乏力，服用天麻钩藤颗粒效果不明显而来诊。刻诊：头晕，头重如裹，胸脘痞闷，面色少华，神疲乏力，气短懒言，动则加重，恶心欲吐，纳呆，舌紫红，苔白腻，舌下脉络紫粗迂曲，散布多个瘀血点，脉细涩。体格检查：血压160/95mmHg，心率75次/分钟，律齐。血脂示：低密度脂蛋白4.2mmol/L，甘油三酯2.7mmol/L。中医诊断：眩晕。中医辨证：气虚痰瘀。治疗以益气化痰，活血通络为法。药用：太子参15g，黄芪15g，白术15g，半夏12g，茯苓12g，竹茹12g，川芎12g，紫丹参12g，天麻10g，怀牛膝10g，郁金10g，炒苡仁10g，泽兰10g，石菖蒲10g，炙甘草3g。每日1剂水煎，早晚温服。7剂后头晕症状明显减轻，气短乏力亦减，饮食渐增，睡眠改善，苔腻有所减退。治守原法，上方继服14剂后复诊，诸症消失，血压稳定在130/80mmHg左右。

十六、李鲤

李鲤，河南中医学院主任医师，教授，第三、第四批全国名老中医药专家经验继承指导老师，中国老年学会抗衰老委员会理事、中国中医药学会河南省分会内科委员会委员、脑病专业委员会首席常委。从医40余年，擅长运用中医综合辨治法治疗心脑血管疾病、肝胆病、痿证、老年痴呆病等内科疑难杂病。

李老认为罹患高血压的病人多虚实夹杂，虽然辨证提示肝阳上亢，或阴虚阳亢，仍不可径直直折肝阳或进补肝肾之阴，当先固护脾胃。平肝潜阳之品多矿石贝壳，性寒，质重，最易伤脾胃。滋补肝肾之阴类中药多甘寒滋腻，有碍脾阳生发，不但起不到治疗作用，反而增加脾胃纳化负担，出现补而不纳，易生他变，如中满、腹胀等。此时当运用寓消于补的方法，以消食和胃为先，方用保和丸，以开生化之源，以达到不补血而血渐长，不补肝而肝得养，不补肺而肺得培，不补肾而肾得助。李老在保和丸基础上加减治疗高血压病，临床每每获得满意疗效。

医案赏析

王某，男，68岁。以"头晕、疲乏2月余"为主诉就诊。西医诊断为高血压病，经多方治疗效差，求诊中医。2013年4月10日初诊：症见头晕，时觉气短，活动后稍缓，早饭后易疲乏，身痒，眠可，多梦，纳差，大便不成形，日2次，视物如有雾、干涩，有30年吸烟史，平素血压高，今测血压150/80mmHg。西医诊断：高血压病。中医诊断：眩晕。辨证：痰瘀互阻，阴虚阳亢证。治法：平肝熄风，逐瘀化痰。方拟保和丸合镇肝熄风汤加减。处方：白芍25g，天冬15g，怀牛膝20g，麦冬20g，代赭石10g，元参15g，川楝子12g，龟板20g，龙骨20g，牡蛎20g，陈皮10g，半夏10g，茯苓30g，炒莱菔子10g，连翘10g，焦山楂15g，焦建曲12g，甘草10g，生姜3片，大枣5枚（劈）。14剂，水煎服，日1剂，分两次服。2013年4月26日复诊：服药后头晕症状明显缓解，纳食增加，身痒减轻，仍疲乏，视物如有雾，大便不成形，日2次，多梦，舌质暗红、苔黄，脉弦滑。处方：守上方元参用至20g，龙骨、牡蛎各用至25g，加藿香15g。10剂，日1剂，水煎服。2013年5月17日再诊：BP130/75mmHg，服药后头晕症状消失，乏力、身痒较前明显好转，视物如有雾感消失，睡眠改善，二便正常，舌质暗红、苔黄，脉弦滑有力。处方：守上方元参用至25g，龙骨、牡蛎各用至30g，去藿香。20剂，日1剂，水煎服。

按：现代医学认为，高血压病可以导致多器官和组织损害，尤其以心、脑、肾和视网膜等为甚，还可导致自主神经功能紊乱，因而该患者出现诸如失眠、视物模糊、胸闷、气短、头晕、身痒等诸多症状。中医学认为，本病与肝脏密切相关，《内经》谓"诸风掉眩，皆属于肝"，其发病多与肝火、肝风有关。大多数患者年事已高，肾阴亏虚，水不涵木，肝失滋养，而致肝阳偏盛。患者纳差，大便不成形是由于脾虚失运，痰湿内盛所致。视物如有雾、眼干涩说明痰瘀阻络、肝阴不足而致目失所养。患者脾胃素虚，若纯用滋肝阴、潜肝阳之品（甘寒药和矿石药）更伤脾胃，年老体弱之人，脾胃功能多虚，从而导致虚不受补而出现腹胀等表现，治疗当先固护脾胃，以开生化之源，否则单用纯补之药无疑雪上加霜。方选保和丸以燥湿健脾、化痰消食和胃，以绝生痰之源。方选镇肝熄风汤以镇肝熄风，滋阴潜阳。2013年4月26日复诊加大龙骨、牡蛎的量，以增滋阴潜阳之功，加用藿香以芳香化湿、燥湿健脾止泻。两方合用一则平肝潜阳，二则燥湿化痰，则痰瘀可除、风阳得平。

十七、史载祥

史载祥，中日友好医院中西医结合心内科首席专家，北京中医药大学教授、博士研究生导师，全国第三、第四批老中医药专家学术经验继承工作指导老师。他从事中西医结合临床、科研40余年，在心血管疾病治疗方面积累了丰富的经验。史老师倡导中西医结合，认为中医药在治疗心血管疾病时要找到切入点，才能更好地发挥中医药的特色和优势。

史老师认为中西医学从不同的理论体系出发，对高血压的发病机制有不同的认识，治疗理念上也有较大的差异。西医治疗着眼于降低血压，以此减少靶器官的损害，使患者长期获益。强调根据患者的危险分层及合并症，控制血压达标。中药在降压的速度及强度方面虽然不及西药，但中医药注重整体调节，通过调整机体脏腑、阴阳、气血平衡，多层面、多靶点发挥作用，使机体恢复自稳态，从而达到治疗目的。在临床上通过改善高血压患者的症状，提高生活质量，起到了协同降压、保护靶器官的作用。例如在临床上经过中药治疗，高血压患者的失眠、便秘、头痛等症状得到改善，血压也会相应下降。中医药可以在高血压治疗的以下几方面发挥作用：①某些轻度高血压患者，通过限盐、减轻体重等改变生活方式，配合中药治疗，可以在相当一段时间内血压控制，不必服用降压药；②某些高血压患者在服用降压药后血压虽然得到控制，但是仍然有明显的临床症状，应用中药可以明显改善症状，提高生活质量；③虽然多种降压药联合使用血压仍不能得到满意控制，或者是不能耐受降压药副作用的患者，应用中药后可以起到协同降压或替代降压的效果；④目前研究发现，某些中药能在一定程度上预防及逆转高血压靶器官的损害。总之，史老师主张中医药治疗高血压要找到切入点，中西医结合治疗才能取得最佳疗效。

医案赏析

案1：伊某，女，60岁。2010年1月5日初诊。高血压病病史10余年，服药不规律。近两年开始规律服用培哚普利4mg/d，血压控制尚可。近1个月来无明显诱因血压升高，可达150～160/90～100mmHg，并出现头晕，耳鸣，后脑部隐痛不适，午后症状明显，失眠多梦，夜间只能睡 3～4 小时，口干，口苦，心悸，气短，舌质红有裂纹，苔白而干，脉弦数。BP160/100mmHg。辨证为肝风夹痰，治以清热化痰，平肝熄风，方用加味羚羊钩藤汤加减。药用：羚羊角粉（分冲）1.2g，钩藤（后下）15g，生地黄 15g，茯苓 15g，浙贝母 15g，菊花 15g，桑叶 15g，赤芍 15g，竹茹 15g，炙甘草 8g，生石决明（先煎）30g，天麻 15g，川牛膝 30g，夜交藤 30g，黄芩 15g，全瓜蒌 30g，全蝎末（分吞）2g。水煎服，7 剂。二诊睡眠改善明显，头痛减轻，仍头晕、耳鸣，人多时心慌不宁，双眼干涩，口干，小腿湿疹，舌质红有裂纹，苔少而干，脉弦数。BP150/100mmHg。上方加苍术 15g，薏苡仁 60g，玄参 15g，水煎服，7 剂。三诊头晕、耳鸣已明显减轻，睡眠改善，可达 4～5 小时，舌红质裂苔少，脉弦数。BP135/80mmHg。加远志 10g，百合 30g，黄连 6g，水煎服，7 剂。四诊血压平稳，维持在 125～135/70～80mmHg 之间，头晕、耳鸣诸症消失，睡眠改善。

按：眩晕一证，与肝脏关系最为密切。肝为风木之脏，体阴而用阳。若因长期精神紧张或情志抑郁，肝气郁结，郁而化火，或因肝肾阴血亏虚，阴不制阳，肝阳偏亢，均可导致风阳升动，上扰清空，而发眩晕。肝阳扰动心神，心神不宁，故见失眠、心悸。口干、口苦、舌红质裂，脉弦数，均是肝经有热之象。治当清肝热、平肝阳、熄肝风，方中羚羊角粉清热平肝熄风，用作主药；天麻、钩藤、生石决明平肝潜阳；菊花、桑叶轻清上行，助上药清热平肝；肝风多夹痰，故用浙贝、竹茹、瓜蒌清化热痰；生地、赤芍养阴柔肝，以制肝阳；茯苓、夜交藤养心安神；川牛膝引血下行；全蝎末搜风通络，以治头痛。诸药合用，共奏清热平肝、化痰熄风之效。

案 2：任某，女，45 岁，2010 年 7 月 6 日初诊：发现血压升高半年余，平素经常头晕，烘热汗出，眠浅易醒，口干多饮，月经不规律，2～3 月一行，经行腰痛，舌质紫黯，苔少，脉弦细数。BP160/100mmHg，辨证为阴阳两虚，治以温养肝肾，滋阴助阳。方以二仙汤加味。药用：淫羊藿 10g，仙茅 3g，知母 15g，黄柏 15g，怀牛膝 30g，杜仲 15g，山萸肉 15g，当归 15g，益母草 60g，夏枯草 20g，决明子 30g，土茯苓 30g。水煎服，7 剂。二诊仍头晕，腰部酸痛，失眠，舌黯红少苔，脉细数。BP140/95mmHg。上方加葛根 30g，生牡蛎（先煎）30g，水煎服，7剂。三诊头晕减轻，烘热汗出亦减轻，睡眠改善，舌红苔薄，脉细数。BP150/100mmHg。上方去土茯苓，加川牛膝30g，车前草30g，水煎服，7剂。四诊头晕明显减轻，睡眠改善，舌红苔薄，脉细数。BP140/80mmHg，又以原方继续服用10剂。症状消失，血压维持在135～140/90～95mmHg之间，未服降压药。

《素问·上古天真论》记载："女子七七任脉虚，太冲脉衰少，天癸竭，地道不通，故行坏而无子也。"绝经期天癸逐渐枯竭，肝肾精血亏虚，日久必然导致肾阳亦亏，从而出现阴阳两虚的证候表现，故临床表现头晕耳鸣，烘热汗出，失眠心悸，腰膝酸软，月经紊乱，舌红苔少，脉细数等。治疗应以温养肝肾，育阴助阳。史老师选用阴阳双补的二仙汤加味。方中仙茅、淫羊藿温阳填精，怀牛膝、杜仲、山萸肉滋补肝肾，当归养血和血，知母、黄柏泻火滋阴，并防温药过于辛燥，益母草、夏枯草泻火利水，决明子养阴平肝，土茯苓化湿浊以降尿酸。

十八、周端

周端，主任医师，教授，博士生导师，上海首批市名中医，第三届全国名老中医学术继承班指导老师，在中医风湿界享有较高的声誉。擅长诊治原发性高血压病、高血压心脏病、高脂血症、冠心病、心律失常等。

周师强调，中医药治疗高血压病，一方面要降血压，另一方面要注意保护心、脑、肾等靶器官，总体上应坚持辨证论治、治病求本，取得阴阳平衡方能达到治疗目的。临床上，周老师客观辨证，不一概而论地认为高血压病都是阴虚阳亢证，治疗时亦灵活化裁，平调阴阳，并且常加用人参、金蝉花、灵芝、生白术、五味子等中药以保护心、脑、肾等脏器。另外，周师认为应积极吸纳现代研究成果为我所用，临床上，周师治疗高血压病常用丹参、当归、红花等活血化瘀药。这类药物既可扩张血管，降低血压，又能改善血液流变学、血流动力学，防止动脉硬化，减少动脉内皮细胞损害，逆转血管平滑肌的病理改变，减少或稳定血管内斑块的形成，对心脑肾有很好的保护和治疗作用。周师也常用健脾化痰中药，它们可能具有降低血脂、稳定血管内斑块的作用，对心脑血管病变有所裨益。

医案赏析

史某，男，56岁。2009年3月30日初次就诊。2年前偶觉头晕，发现血压偏高，为145/90mmHg，未规范治疗，血压控制不佳。近来自觉头晕加重，于外院就诊发现血压160/100mmHg，服用波依定、倍他乐克等，刻下患者时感头晕，伴颈部板滞，颜面偏红，偶有胸闷心烦，腰酸，略有乏力，寐纳一般，二便调，舌红苔薄白，脉弦细，血压：145/100mmHg。证属气阴两虚，血瘀阳亢。治当益气养阴，活血潜阳。处方：北沙参15g，生地黄12g，白芍12g，葛根30g，丹参15g，川芎12g，泽兰9g，白蒺藜30g，天麻9g，钩藤9g，车前子15g，干地龙12g，怀牛膝30g，桑寄生30g，谷麦芽各15g，鸡内金12g。西药服用纳催离2.5mg，每天1次，并嘱其戒烟戒酒，补充睡眠。二诊：2009年4月13日，患者服用中药2周后，头晕好转，颈项板滞略有减轻，仍偶有胸闷，舌红苔薄白，脉弦细。血压：130/90mmHg。处方：西药不变。中药前方加瓜蒌皮30g，郁金12g，檀香9g以行气化痰，继服14剂。三诊：2009年4月27日，患者继用中药2周后，头晕发作减轻，颈项板滞减轻，胸闷好转，舌红苔薄白，脉弦细。血压：145/80mmHg。处方：西药不变，上方不变继服14剂。后经数月调理，西药逐渐停用，只服中药及中成药维持。

经曰：年四十而阴气自半。患者年逾五十，肾精自有不足，故腰酸乏力，肾阴不足则诸阳偏亢，故有胸闷、颜面偏红，阳气上攻而有头晕，阳动火则心烦，故为阴虚阳亢证。而高血压发病多有血管硬化，脉络不畅，故血瘀之证亦当兼顾。周师从气阴两虚、血瘀阳亢入手，治以益气养阴，活血潜阳，方中北沙参、生地黄清养肺胃，使肺气清肃而下行；葛根益胃升阳，清阳升则浊阴降；白芍苦酸敛阴柔肝缓急；丹参、川芎、泽兰、地龙四味活血化瘀通络，佐以天麻、钩藤、白蒺藜三药潜阳熄风。药证相合，故患者症状逐渐减轻，最后能以中药收功。

十九、谢昌仁

谢昌仁，南京市中医院主任医师，全国第一批名中医药专家学术经验继承工作指导老师，国家级名中医，享受国务院特殊津贴。从事临床、科研、教学六十余载，学验俱丰，对心脑血管疾病的中医辨治有独到认识。他擅长辨证论治高血压，其主要思路为：

（一）肝阳痰火型

多见头晕目眩，头痛且胀，耳鸣面赤，急躁易怒，心烦少寐，口苦欲呕，苔黄或薄黄，脉弦滑。治以平肝熄风，清火化痰。仿天麻钩藤饮合蒌贝温胆汤意。药用桑叶枝、钩藤、天麻、石决明、甘菊花、夏枯草、瓜蒌、浙贝母、橘皮、炒竹茹、甘草、枳实。随症加减：若见头痛甚，面红目赤，口苦苔黄，加龙胆草、黄芩；便秘苔黄腻者加生大黄、风化硝。谢师认为，高血压病早期以实证为主，实证中以肝阳上亢、肝风上扰、痰火内盛等病理变化为多。治疗应重在平肝化痰，平其亢盛之肝阳，清其内扰之痰热；若酌加通腑之品，使其大便通畅，积热痰滞得以排泄，收效尤佳。必待标实渐去，再治其本。

（二）阴虚阳亢型

多见头晕眼花，头重足轻，面部升火，五心烦热，失眠多梦，舌质红、苔薄黄，脉弦数。治以养阴熄风，柔肝潜阳。仿杞菊地黄丸合天麻钩藤汤化裁。药用枸杞子、甘菊花、生地黄、山萸肉、怀山药、牡丹皮、天麻、蒺藜、钩藤、茯苓、牡蛎、丹参。随症加减：头重足轻明显者去丹皮、丹参、怀山药，加杜仲、牛膝、桑寄生；头痛面赤、阳亢明显者去丹皮、怀山药，加石决明、珍珠母。谢师认为此病与"肝"的关系最为密切，故治肝为治疗此病的重要手段，如平肝气、潜肝阳、泻肝火、熄肝风、滋肝阴诸法，均常运用。然"乙癸同源"，又当同时益肾，此乃"虚则补其母"之意也。阴虚肝旺者，肝肾之阴渐亏，阴虚则阳亢，本虚而标实。此时治疗应以滋肾柔肝为主，可少加清热化痰之品。

（三）肾精亏损型

多见头晕视物不清，精神萎靡，耳鸣健忘，腰酸膝软，舌质红，无苔或少苔，脉沉细无力。多见于老年久病患者。治以滋肾补精，育阴养肝。仿左归丸损益。药用大生地、枸杞子、怀山药、山萸肉、怀牛膝、菟丝子、潼白蒺藜、寄生、泽泻。随证加减：以肾阴虚为主者加龟板、制首乌，以肾阳虚为主者加附片、肉桂、鹿角胶，去泽泻。

（四）痰浊壅阻型

可见眩晕头重如蒙，胸闷欲恶，少食嗜睡，舌苔白腻，脉象濡滑。治以祛湿化痰，和中泄浊。仿半夏天麻白术汤意。药用姜半夏、陈皮、茯苓、白术、天麻、钩藤、菖蒲、枳实、甘草。随症加减：有痰热症状、苔黄腻、心烦痰多、便秘者可去白术、菖蒲，加竹茹、瓜蒌、决明子。另外，本病晚期及极少数更年期高血压患者有阴阳两虚证候，可选用二仙汤加减。

医案赏析

张某，男，54 岁，患高血压病 1 年。身体壮实，面色潮红，头痛且胀，血压 200/120mmHg，有时手麻，大便不畅，苔黄腻，脉弦滑。素嗜膏粱厚味。辨为痰热中困，肝阳偏亢。治以平肝化痰通腑。药用：石决明 30g，钩藤 12g，甘菊 10g，夏枯草 15g，蒺藜 10g，桑叶枝各 10g，全瓜蒌 12g，姜夏 10g，枳实 10g，黄芩 6g，大黄 6g（后下）。上药服 5 剂，大便通畅，苔黄腻稍退，血压有所下降（170/100mmHg），头胀痛亦轻。原方去大黄，加豨莶草。上方连服 10 剂，血压降至 150/90mmHg，症状续有改善。年过半百，肝肾之阴已亏，本虚标实；肝阳渐平，痰热已化，改以滋肾平肝法治。予桑叶枝各 10g，决明子 12g，蒺藜 10g，甘菊花 10g，地黄 12g，麦冬 10g，川石斛 12g，丹参 15g，全瓜蒌 12g，牛膝 12g。上药连服 1 个月后，患者血压降至正常，头清目爽，苔已退净，大便通畅，现已戒除烟酒嗜好，恢复工作。

第三节　治疗高血压的方药研究

一、单味药

（一）决明子

决明子为豆科一年生植物决明或小决明的成熟种子，主产于安徽、四川、浙江、广东等地，南北各地均有栽培。秋季采收，晒干，打下种子，生用或炒用。

决明子苦甘咸寒，主入肝肾经，性质滋润，既可清泻肝火，又可滋补肝肾，且能润肠通便。常用治肝火上炎，目赤肿痛，头晕头痛；肝肾阴虚，目暗不明视物昏花；肠燥伤津，便秘难行等症。

决明子的水浸出液、乙醇－水浸出液和乙醇浸出液，对麻醉狗、猫、兔、大鼠均有降血压作用。对自发性遗传性高血压的大鼠，也有明显的降血压作用。

用野菊花与草决明（决明子）组成的菊明降压片，每次 10 片，日服 2 次，治疗原发性高血压与慢性肾炎性高血压共 14 例，均有一定疗效，患者头晕头痛症状得到改善，血压下降。其中部分患者曾用降压片、利血平等无效，但改用菊明片后疗效显著，停药后 1 个月随访，血压仍正常。

（二）三七花

三七花又名田七花、参三七花、山漆花、金不换花，为五加科多年生草本植物生长两年以上的三七尚未开放花序的干燥品。主产于云南文山、广西、西藏等地。其性味甘凉，具有清热解毒、平肝明目、生津止渴、降压、增强人体免疫力之功效，适用于头昏、目眩、耳鸣、失眠、高血压、偏头痛、急性咽炎等症。三七花为名贵中药药品，又是优等食品、保健品，长期服用对治病和养生都有好处。

三七花可促进肝、肾、睾丸及血清中的蛋白质合成，对各器官组织的脱氧核糖核酸（DNA）合成具有促进作用。较大的工作压力和紧张的生活节奏，造成中年白领特别是女性办公室工作人员免疫力降低。肝是人体解除热度的器官，由于工作压力大造成肝火旺，脾气暴躁，特别容易引起便秘。便秘虽不是什么大病，但却十分痛苦，且可导致一些并发症。宿便堆积在肠道里，不断产生各种毒气、毒素，造成肠内环境恶化、肠胃功能紊乱、内分泌失调、新陈代谢紊乱、食欲及睡眠差、精神紧张。这些问题均为代谢和肝火问题。对此，每天取三七花 3~6 朵，持续冲泡一整天，效果非常好。不仅能解决便秘、排毒、上火问题，还有控制高血压、高血脂，平肝明目、减肥、消炎、止血、止痛、抗癌、养生抗衰，增强人体免疫力等功效。

三七花热浸剂、水煎剂及水煎醇提物对离体兔耳血管有明显的扩张作用，这一作用不是由于释放组胺引起的，对保留神经的离体兔耳血管无作用。三七花中总皂苷有短暂的降低犬动脉血压和外周阻力的作用。

（三）夏枯草

夏枯草具有降低血压的作用，夏枯草的氯仿、丁醇或乙醇提取物可以有效舒张血管达到降血压的目的。夏枯草 75% 乙醇提取物可通过降低 ET、Ang Ⅱ含量和升高 NO 含量来发挥对 SHIR 大鼠的降压作用。研究表明，夏枯草提取物总皂苷可以使麻醉大鼠的舒张压及收缩压降低。临床上夏枯草汤剂用来治疗高血压效果显著，与牛黄降压丸相比较效果更好，可能是此药使 NO 水平上升，调节高血压患者的内分泌系统，最终使血压降低，达到治疗目的。三草汤（即夏枯草、益母草、龙胆草）也有良好的降压效果，服药后 1 小时出现血压降低，维持 1~4 小时的稳定血压，大约 6 小时后才会慢慢失去降低血压的药效。对高血压患者而言，夏枯草的药用价值无可比拟，既能够很好地控制血压，又不会带来副作用。由此可见，夏枯草在高血压病的治疗中起到了非常关键的作用，其有效成分控制血压效果明显，值得在临床应用中大力推广。

（四）黄芪

黄芪，又名绵芪，药用历史源远流长，因其具保心肾、抗氧化、抗肿瘤及降压等功效，临床应用甚广。黄芪以黄耆名首载于《神农本草经》，其为上品，述功效为"主痈疽久败疮，排脓止痛，大风癞疾，五痔鼠瘘，补虚，小儿百病"。其药性甘而微温，归脾、肺经，具有补脾升阳、益肺固表、利尿消肿、托毒生肌等功效，乃中医临床应用最广泛药物之一，主治脾气虚、表虚自汗、血虚及疮疡难溃或溃久难敛以及胸痹、中风不遂等症。

现代药理研究认为，黄芪对血压具正负双向调节作用。降压作用与黄芪具有扩张血管，增加一氧化氮释放，影响 RASS（肾素-血管紧张素-醛固酮系统）以及利尿等相关。一氧化氮-可溶性鸟苷酸环化酶-环磷酸鸟苷（NO-

SGC - cGMP) 信号通路的损害被认为是引发心血管发病之主因。黄芪降压渠道可能是通过 NO - SGC - cGMP 介导的信号转导通道，调节血管平滑肌细胞 (VSMC)，以调整血压并对冠状动脉有直接扩张作用。其降压成分主要为 α - 酪氨酸、γ - 氨基丁酸及黄芪甲苷。此外，黄芪具明确强心作用，今证黄芪皂苷Ⅳ（亦称黄芪甲苷）乃其正性肌力作用之有效成分，且对心脏收缩和舒张功能均有改善作用，而不增加心肌氧耗，进而表现为心脏收缩幅度增大，心排出量增多，达到升高血压之效。

"方药之秘在于量"。同一味药，量不同，则用不同，或可有相反者。黄芪对血压具有双向调节作用，其作用产生即为用药剂量上。高血压乃中风最重要的独立危险因素，故于中风患者，每每用方药降压。王清任《医林改错》之补阳还五汤，具有补气、活血、通络之功效。纵观全方，重用黄芪为君，用量高达 4 两。今临床用治中风后遗症期，用量亦多在 60 ~ 120g 上下，如此大量，定取其降压之功效。而李东垣《内外伤辨惑论》之补中益气汤，具有补中益气、升阳举陷之功效，主治脾虚气陷证。虽以黄芪为君，但方中黄芪用量轻，为 15g 上下，量轻力薄具升发之性，可有升压之效。陈潮祖老先生经验方益气升压汤，于补中益气汤基础上加味麦冬、五味子，用于治疗低血压，疗效颇佳。今现代药理研究亦表明，对高血压大鼠采用高、中、低剂量黄芪灌服，结果发现黄芪对高血压大鼠有抗高血压效应，可阻止血压进一步升高，且与给药剂量有关，剂量愈大降压效应亦愈强。由此进一步论证了黄芪量轻则升压，量重则降压。其于血压之影响，30g 以上有降压之效。

黄芪运用于降压时须重用，宜选用生品黄芪，尤适于气虚痰浊型患者；若临证中兼见血瘀等表现，应与活血化瘀药同用。目前，黄芪的运用仍处于初级阶段，其功用主治大多局限于益气养元等方面，而关于其降压的中成药制剂涉足较少，在多中心、大样本、随机对照双盲的理论指导下开展大量的实验研究，其降压运用前景甚广。

（五）杜仲叶

杜仲叶为杜仲科植物杜仲的干燥叶。夏、秋二季枝叶茂盛时采收，晒干或低温烘干。杜仲叶性味微辛、温，归肝、肾经，具有补肝肾、强筋骨、降血压的功效，临床多用于治疗肝肾不足、头晕目眩、腰膝酸痛、筋骨痿软等病证。杜仲叶中含有对人体有益的丰富磷脂、氨基酸、维生素和微量元素等营养物质，还有京尼平苷、杜仲胶、绿原酸等多种生物活性成分。现代药理研究表明，杜仲叶在抗疲劳、抗氧化、抗衰老、抗肿瘤、降血压、调节免疫、抗炎等方面有很好的疗效。

杜仲叶活性成分主要有环烯醚萜类、杜仲胶、木脂素类及苯丙素类、黄酮类等多种化合物以及生物碱、微量元素、氨基酸。

杜仲叶中以绿原酸为主的化学成分具有降血压作用，体外降血压活性实验结果表明，杜仲叶中绿原酸提取物高剂量组（20mg/kg）对原发性高血压大鼠具有较强的降血压作用，其降血压效果明显且基本稳定，无不良反应。实验研究杜仲叶提取物对大鼠血压的影响，以杜仲叶提取物 4.2g/kg 和 6.3g/kg 剂量灌胃给药连续 18 天，停药后测定大鼠的血压，观察杜仲叶提取物对血压有明显的慢性降低作用。同样剂量灌胃 1 次给予肾性高血压大鼠，测定大鼠的血压，结果显示杜仲叶有急性降血压作用。更多的研究结果显示，杜仲叶和杜仲皮对动物均有明显降血压作用，且其毒性较小，可以和皮一起入药，以弥补杜仲药源的不足，且降血压效果更好。目前，市场上售有杜仲平压片、杜仲叶冲剂、复方杜仲叶片等，还可以进一步开发出新的产品。

（六）酸枣仁

酸枣仁为鼠李科灌木或乔木植物酸枣的干燥成熟种子。主产河北、陕西、辽宁等地，秋季果实成熟时采收，除去枣肉，碾破核，取种子干燥，生炒二用皆可。味甘酸、性平，归心肝胆经。

酸枣仁主要有补肝、宁心、敛汗、生津之功。《名医别录》云："治烦心不得眠……虚汗、烦渴、补中、益肝气。"《新修本草》云："本经用实疗不得眠，不言用仁。今方皆用仁，补中益肝，坚筋骨，助阳气，皆酸枣仁之功。"

麻醉大鼠静脉注射酸枣仁的提取物可产生显著的降压效果，其降压作用与心脏功能改变无关。因为其对心肌收缩力心率和冠脉流量均无影响。

（七）地龙

地龙是我国一种重要的中药材，也被称为蚯蚓，中药学专著《神农本草经》收录的动物药有 67 种，其中就有地龙，其被列为下品，具有通络、平喘、清热、定惊、平肝熄风和利尿的作用，是钜蚓科动物的干燥体。地龙有多种制法，主要的方法有熬制、醋制、药制、酒制、蛤粉炒制、油制以及盐制等，保证地龙的质地松泡酥脆，矫正臭味，去除毒性，以便机械能煎制服用。

地龙中含有的主要活性成分有不饱和脂肪酸、脂类、蛋白质（Pr）、核苷酸、微量元素以及酶类。药理作用主要为对免疫系统、心血管系统、肝脏功能、肾脏功能进行调节，抗肿瘤、氧化、癌症、血栓和心律失常，具有降血压和提高免疫功能的效果。

地龙对心血管的调节主要是抵抗心律失常和降低血压，其中地龙的平喘和降压药理作用的主要活性成分为次黄嘌呤。中药地龙能够对血压进行缓慢、持久的降低。地龙降低血压的机制主要是在人体和动物脊髓部分以上的中枢神经进行直接作用，将猫的脊髓从第二颈椎处切断，地龙的降压作用就会失效，因此可以得知地龙会直接作用脊髓以上的中枢神经。

（八）杜仲

杜仲为杜仲科植物杜仲的干燥树皮，俗称木棉、思仙、思仲、丝连皮、丝绵皮等，为我国特有的名贵滋补中药材，被列为国家二级保护植物，主要产于湖南、湖北、云南、贵州、四川等地。杜仲作为中药已经有 2000 多年的历史，被《神农本草经》列为上品，"主腰脊痛，补中，益精气，坚筋骨，强志，除阴下痒湿，小便余沥。久服轻身耐老。"《本草正》云："暖子宫，安胎气。"

杜仲主要有木脂素类（松脂醇二葡萄糖苷）、环烯醚萜类（京尼平苷酸、京尼平苷、桃叶珊瑚苷）、苯丙素类（绿原酸、咖啡酸、阿魏酸）、黄酮类（槲皮素、芦丁）、多糖类及杜仲扩真菌蛋白，此外富含多种氨基酸、脂肪酸、维生素、微量元素等。

杜仲主要是通过诱导血管内皮产生舒血管物质来达到降压的目的。近年来的研究表明，对于不同部位的血管其降压机制不完全一致，对主动脉、颈动脉等大血管的扩张作用完全是血管内皮产生的扩血管物质 NO 介导的，而对于外周血管是由内皮衍生的超级化因子（EDFH）和 NO 共同参与，EDFH 起主要的作用。在末梢直径为 200~450μm 的阻力血管，内皮依赖性舒张反应主要由 EDFH 介导。

（九）钩藤

异钩藤碱和钩藤碱是茜草科植物钩藤的 2 种主要有效成分，现代研究表明异钩藤碱和钩藤碱均具有广泛的心血管系统药理作用。

静脉注射钩藤碱（5mg/kg）和异钩藤碱（1mg/kg）使麻醉开胸犬的平均动脉压、心率和冠脉血流量均下降。但静脉注射钩藤碱（10mg/kg）并不影响未开胸犬的平均动脉压，而左侧肾的血流量给药后下降；静脉注射异钩藤碱（5mg/kg）使未开胸犬的平均动脉压下降，不影响左侧肾的血流量。异钩藤碱代谢物不稳定，加热易裂解，未表现出明显的心血管药理活性。

在大鼠肠系膜血管床和尾动脉节段，异钩藤碱呈剂量依赖性地抑制高 K^+ 和去甲肾上腺素所致灌流压的升高，还能对抗血管紧张素 Ⅱ 所致升压作用。这些结果提示，异钩藤碱可直接扩张小血管，且对多种激动剂所致血管收缩有效。异钩藤碱浓度依赖性地舒张离体大鼠动脉血管，这种作用是非血管内皮细胞依赖性的，主要通过 L^- 型 Ca^{2+} 通道起作用，更高剂量时还通过其他多种 Ca^{2+} 通道实现。

（十）牛膝

牛膝又称百倍、怀牛膝等，为苋科植物牛膝的干燥根，主要产于河南，是我国的传统常用中药。其味甘、酸、苦，性平，入肝和肾经。具有逐瘀通经，引血下行，补肝肾，强筋骨之功效，用于治疗筋骨无力，腰膝酸痛，经闭癥瘕，肝阳眩晕。牛膝含有糖类、皂苷类、植物甾酮类、黄酮类等多种化学成分。药理研究表明，牛膝具有降血压、抗炎、镇痛、调节免疫、抗肿瘤、抗衰老等方面的药理作用。现代临床上常用来治疗心血管疾病、哮喘、人工流产以及膝关节炎及原发性痛经等。

（十一）石决明

石决明，为鲍科动物杂色鲍、皱纹盘鲍、耳鲍、羊鲍、白鲍等软体动物门鲍科动物的贝壳。具有平肝潜阳、明目之功效。石决明的主要化学成分是碳酸钙、微量元素、氨基酸等，其主要的药理作用是降压、抗菌、抗氧化、对离子通道的影响、中和胃酸等，具有平肝潜阳、明目之功效，另有治疗角膜炎、防治白内障、抗感染、治疗胃酸等作用。

（十二）天麻

天麻，最早记载在《神农本草经》中，其属于兰科植物，块茎部分具有一定的平肝、止痉等效果，大量的临床实践研究表明，在头痛、偏瘫、中风等神经性疼痛的治疗中，天麻具有非常显著的效果。目前临床上应用的中药天麻，大多是人工栽培的。通过查阅大量的文献资料，发现天麻中天麻素是主要有效成分，对于心肌缺血、血栓、感染等具有一定的效果，对于脑神经细胞的保护和提高免疫力有很好的作用。

天麻苷与肾上腺素能够产生拮抗作用，对血管的收缩起到调节作用，使得人体的微小血管扩张，从而控制人体的血压。临床经验表明，天麻药材在高血压的治疗中，具有很好的效果，对于患者的冠状动脉血流量有明显的调节作用。天麻苷可以激发血管内皮细胞的兴奋性，形成 NO 机制，让血液快速通过血脑屏障和其他器官，减少对器官的损伤。临床上对于年龄在 40 岁以上的老年人血管顺应性，具有很好的改善作用，减缓血管的硬化情况，维持机体内环境的稳定。同时天麻苷对于心脏有直接药理作用，可以增加心脏的收缩，加快机体代谢情况，起到改善心脏功能的效果。天麻对于机体外周血管和冠状动脉有扩张效果，因此，天麻能够起到一定的降低心肌耗氧量，促进心肌细胞的代谢，使得人在缺氧的环境中，能够有很好的代谢能力。

天麻是临床上常用的中药，在我国应用的历史悠久，古时称神草、赤箭等，很多医疗著作中都提到了天麻的使用，如《本草纲目》中记载："天麻入厥阴之经而治诸病。"

（十三）黄芩

黄芩，是唇形科植物黄芩的干燥根。性寒、味苦，归肺、心、肝、胆、大肠经，具有清热燥湿、泻火解毒等功效，常用于治疗热病、目赤肿痛等症。汪昂在分析《伤寒论》黄芩的运用总结中道："用黄芩以治手足少阳相火，黄芩亦为少阳药也。"高血压常被认为与少阳肝胆密切相关，尤其是肝火亢盛证。

黄芩主要含有黄酮及其苷类，这是黄芩的主要有效成分，包括二氢黄酮、查尔酮、黄酮醇、二氢黄酮醇类，如黄芩苷、汉黄芩苷、汉黄芩素、黄芩素、白杨黄素等；萜类化合物，以二萜类为主；多种微量元素，Mn、Fe、Ni、Zn、Cu、Sr 等，其中以铁的含量最高；此外，黄芩中还含有氨基酸、葡萄糖、蔗糖、8-谷甾醇、苯甲酸、油菜甾醇以及淀粉等成分。黄芩水、醇提取物以及煎剂都有一定降压、利尿作用。最新报告显示，黄芩能降低血压，对周围神经和周围血管都有作用，在临床上也证实黄芩能够消除高血压自觉症状和降低血压。

二、经典方剂

（一）杞菊地黄丸

杞菊地黄丸，方出《麻疹全书》，由熟地黄、山茱萸（制）、山药、牡丹皮、茯苓、泽泻、枸杞子、菊花组成，具有滋肾养肝的功效，用于肝肾阴亏，眩晕耳鸣，羞明畏光，迎风流泪，视物昏花等症。

据报道，将160例高血压患者随机分为杞菊地黄丸组和西药治疗组，每组各80例。西药治疗组给予钙离子拮抗剂、血管紧张素受体拮抗剂、血管紧张素转换酶抑制剂等进行治疗，必要时给予镇静安眠药物。杞菊地黄丸组在西药治疗组基础上用杞菊地黄汤治疗。方中茯苓、山药、山萸肉、泽泻各15g，菊花、熟地、丹皮、枸杞子各10g。每天1剂，分2次服用。气虚者加党参和黄芪；阴虚不足者加麦冬、五味子；瘀血者加丹参；阳虚者加黑附子；消化不良加麦芽、谷芽和山楂。研究结果显示，杞菊地黄丸组高血压治疗效果高于西药治疗组，血压达标时间短于西药治疗组，舒张压水平、收缩压水平、PSQI 量表评分优于西药治疗组。说明在常规西医治疗的基础上，给予杞菊地黄汤治疗，可综合发挥中医和西医的治疗优势，有效促进患者临床症状的改善，改善患者预后，缩短疗程。

（二）六味地黄丸

六味地黄丸系北宋名医钱仲阳之名方，载于《小儿药证直诀》，是中医滋阴补肾的代表方剂，方由熟地黄、山萸肉、山药、泽泻、牡丹皮、茯苓六味药组成，熟地滋肾填精为主，辅以山萸肉养肝肾而涩精，山药补益脾肾而固精，又配茯苓淡渗脾湿，以助山药益脾，泽泻清泄肾火，并防熟地之滋腻，丹皮清泄肝火，并制山萸肉之湿。其药三补三泻，酸苦甘辛咸淡六味俱备。

《王旭高医书六种》所谓"酸苦甘辛咸淡，六味之名以此，曰地黄者，重补肾也"。根据组方来看，该方药一则具甘淡利窍之功，以制阴药滋腻之性，以达补中有泻，以泻助补，使阴药更好地发挥滋补肾阴之功；二则具渗湿利水之效，更祛在内之水湿，二者结合起来，达到滋阴而不助湿，利水而不伤阴，具有滋阴利水之功，尤对阴虚湿停证更为适宜。

中医学认为，高血压属"头痛""眩晕""肝阳上亢"等范畴。肾虚则头重高摇，髓海不足则脑转耳鸣，说明此症与肝肾阴虚密切相关，六味地黄丸补肝肾之阴，清肝肾之火，肝肾阴阳平衡，诸症自灭。现代研究显示，六味地黄丸是较安全平稳的降压药，熟地有强心作用，丹皮、山萸肉、泽泻有降压作用，茯苓、泽泻、山药有利尿作用。六味地黄丸药理研究显示，本方可调节免疫、抗衰老、抗肿瘤、降血糖、降血脂、保肝等作用。

据临床报道，应用六味地黄丸治疗 57 例肝肾阴虚证高血压患者。配方比例为：熟地黄 160g，山茱萸 80g，山药 80g，茯苓 60g，泽泻 60g，牡丹皮 60g。所有患者根据具体方证加减服用，7～15d 为 1 个疗程，1 个疗程后观察其结果。结果显示，56 例高血压患者症状基本消失，血压平均降为（125±18）mmHg/（81±9）mmHg，只有 1 例血压仍在 166mmHg/124mmHg 左右。

（三）天麻钩藤饮

天麻钩藤饮，方出《中医内科杂病证治新义》，由天麻、钩藤、石决明、山栀、黄芩、桑寄生、怀牛膝、夜交藤、益母草、杜仲、朱茯神等药组成，具有平肝熄风、清热活血的功效，常用于肝阳偏亢，肝风上扰证。现代药理研究显示：天麻、钩藤有解除血管痉挛作用，为高血压常用药物。本方可扩张血管，改善血流量，改善循环黏稠障碍及抗血栓，远期效果及时消除粥样斑块形成，修复心、脑、肾，降血压快而安全。

据报道，将60例高血压患者随机分为治疗组30例，对照组30例，对照组患者服用卡托普利片，每次25mg，1天3次，餐前服用。治疗组在此基础上给予天麻钩藤饮加减。天麻、栀子、川芎各10g，钩藤（后下）、石决明（先煎）、生薏苡仁、草决明、桑寄生各30g，川牛膝、杜仲、生地、野菊花、地龙、当归、夏枯草各15g，水煎服，一天一剂，分2次口服，随证加减。若眩晕较剧加龙骨、牡蛎各30g（先煎）。颈性高血压加葛根12g，血压升高显著者加黄芩15g。两组患者注意适当休息，低盐低脂饮食等。结果显示，在降压方面，天麻钩藤饮与卡托普利合用可以优势互补，相得益彰，效果更为显著，在症状改善方面比单用卡托普利效果更为明显；而在不良反应方面则比单用卡托普利少，说明天麻钩藤饮与卡托普利联合应用能起到增效减负的作用，从而达到降压的远期目的。

（四）半夏白术天麻汤

半夏白术天麻汤，方出《医学心悟》，具有化痰熄风、健脾祛湿之功效。主治风痰上扰证，症见眩晕，头痛，胸膈痞闷，恶心呕吐，舌苔白腻，脉弦滑。临床常用于治疗耳源性眩晕、高血压病、神经性眩晕、癫痫、面神经瘫痪等属风痰上扰者。

据报道，将468例高血压患者先给予其常规治疗，即应用5mg的左旋氨氯林地平与100mg的肠溶阿司匹林进行治疗，每天一次，并嘱咐其低盐低脂饮食，可适量运动。其后给予半夏白术天麻汤和血府逐瘀汤进行治疗，方剂组成：茯苓、陈皮、白术、竹茹、枳实、川牛膝、生地与半夏各15g，天麻、桔梗、枳壳、赤芍、当归及桃仁各10g，生甘草、红花及柴胡各6g，混合以水煎三次，每次加入500ml水，后取150ml药汁，将三次药汁混合后，每天3次，每次的剂量为150ml，持续治疗4周后进行复查。结果显示，468例患者中，显效 167 例，有效 264 例，无效 37 例，总有效率为 92.1% 。同时，治疗后患者的生活质量也得到改善。

（五）温胆汤

温胆汤，方出《三因极一病证方论》，具有理气化痰、和胃利胆之功效。主治胆郁痰扰证，症见胆怯易惊，头眩心悸，心烦不眠，夜多异梦，或呕恶呃逆，眩晕，癫痫，苔白腻，脉弦滑。临床常用于治疗神经官能症、急慢性胃炎、消化性溃疡、慢性支气管炎、梅尼埃病、更年期综合征、癫痫等属胆郁痰扰者。温胆汤历代医家运用广泛，临床疗效确切，是痰浊证的基本代表方剂。

既往关于高血压病的中医病因病机多认为肝阳上亢，从肝论治较多。但随着现代饮食、生活方式的改变，痰浊型高血压病不断增多。本型患者多因脾胃虚弱、痰浊内阻所引发，症见面色或黄或白，没有光彩，且体形较丰满，容易气短，舌多胖大而有齿痕，苔常腻浊。气候炎热，暑湿为盛的岭南地区多见此类高血压患者，暑伤气、湿伤脾，脾胃素禀不足。该类患者应采用益气健脾、化痰祛浊之法，正所谓脾气健则心气旺，痰浊祛则心阳振，不治心而心君自安。现代药理研究显示，温胆汤能够调节血脂水平，改善血管的内皮功能，降低细胞受损程度。

据临床报道，将原发性高血压病痰浊证患者 60 例，随机分为治疗组 30 例，对照组 30 例。两组患者均采用苯磺酸氨氯地平片 5mg，每天 1 次。治疗组加服中药汤剂加味温胆汤，方药组成：陈皮 10g，茯苓 10g，法半夏 10g，枳实 10g，竹茹 10g，炙甘草 6g，生姜 6g，大枣 2 枚，神曲 10g，莱菔子 10g，砂仁 10g，草决明 10g，泽泻 10g，香附 10g，以水 600ml，煮取 200ml，加水 300ml，再煎至 150ml，分 2 次温服，早晚各 1 次。4 周为 1 个疗程，持续 3 个疗程。结果显示，该方具有显著降压作用，疗效优于对照组。

（六）小陷胸汤

小陷胸汤，方出张仲景的《伤寒论》，由黄连、半夏、瓜蒌药物组成。《伤寒论》载："小结胸病，正在心下，按之则痛，脉浮滑者，小陷胸汤主之。"本方属祛痰剂里的清热化痰剂，主治痰热互结之结胸证。症见胸脘痞闷，按之则痛，或心胸闷痛，或咳痰黄稠，舌红苔黄腻，脉滑数。现代药理研究显示，瓜蒌有增加冠脉流量、降压、改善心功能等作用。黄连素中含有的小檗碱具有良好的降血压作用。

据临床报道，将60例高血压病患者随机分为治疗组和对照组，各30例，对照组采用常规西医治疗，治疗组在常规西医治疗基础上配合加味小陷胸汤治疗痰热互结型高血压病，加味小陷胸汤是在小陷胸汤基础上加味天麻、栀子治疗痰热互结型高血压病。结果表明，治疗组疗效显著优于对照组。说明小陷胸汤是治疗痰热互结型高血压病的有效方剂，能显著改善患者的临床症状，提高患者的生存质量，并且有很好的安全性。

三、中成药

（一）牛黄降压丸

牛黄降压丸，由北京同仁堂科技发展股份有限公司制药厂生产，方由白芍、冰片、黄芪、羚羊角、牛黄、郁金、珍珠、水牛角浓缩粉、党参、草决明、川芎、黄芩素、甘松、薄荷组成，具有清心化痰、镇静降压功效，用于肝火旺盛，头晕目眩，烦躁不安，痰火壅盛的高血压症。

据临床报道，将80名原发性高血压患者随机分为对照组和实验组，每组40例，对照组使用常规药物治疗，实验组患者在对照组患者的基础上使用牛黄降压丸进行治疗，结果显示，实验组患者的总有效率为95%，对照组患者的总有效率为75%，二者比较具有明显的统计学差异；同时实验组患者治疗后临床症状、血压情况、不良反应明显优于对照组患者，说明牛黄降压丸治疗原发性高血压患者，能明显改善患者的临床症状，降压作用显著，相关不良症状的发生率较少。

（二）丹珍头痛胶囊

丹珍头痛胶囊，由青海益欣药业有限责任公司生产，方由高原丹参、夏枯草、熟地黄、珍珠母、鸡血藤、川芎、当归、白芍药、菊花、蒺藜、钩藤、细辛等药材组方而成，具有平肝熄风、散瘀通络、解痉止痛之功效。现代药理研究表明，丹参有抗凝、促纤溶、扩血管（尤以扩冠状动脉作用强）、改善微循环、钙通道阻滞剂、清除自由基、保护线粒体等作用；钩藤有降压、镇静、抗惊厥作用，通过阻碍钙离子内流而对谷氨酸诱发的神经细胞死亡起保护作用，还有明显的抗血小板聚集和抗血栓形成的作用；芍药对骨骼肌有松弛作用及降低红细胞刚性、降低血液黏度、抑制血小板聚集、降低红细胞压积等作用；细辛有解热作用。丹珍头痛胶囊能有效发挥协调血管舒缩的作用，纠正脑动脉血管舒缩紊乱和痉挛，从而消除因血管舒缩紊乱、痉挛牵拉产生的疼痛。

高血压头痛是高血压病常见的一种症状，其头痛特点表现为：清晨醒后额枕部头痛，晨起活动后减轻，低头或用力屏气时头痛加剧，或午后加重。头痛性质呈憋胀性钝痛、紧箍样疼痛、搏动性跳痛。常伴有头晕、失眠、耳鸣、颜面潮红、颈项强硬、记忆力减退等症状。即使患者的血压得到控制之后，头痛症状仍然反复发作，不能完全得到缓解。

据临床报道，将100例原发性高血压伴头痛患者随机分为治疗组和对照组，每组各50例。对照组只给予硝苯地平控释片（拜新同）降压治疗。治疗组在常规降压治疗同时给予丹珍头痛胶囊4粒，3次/天口服，5盒为1疗程。两组连续服药30d，结果显示，治疗组头痛缓解例数比例显著高于对照组，疗效肯定。

（三）百乐眠胶囊

百乐眠胶囊，方由百合、刺五加、首乌藤、合欢花、珍珠母、石膏、酸枣仁、茯苓、远志、玄参、地黄、麦冬、五味子、灯心草、丹参等药物组成，由扬子江药业集团有限公司生产，具有滋阴清热、养心安神功效，用于肝郁阴虚型失眠症，症见入睡困难、多梦易醒、醒后不眠、头晕乏力、烦躁易怒、心悸不安等症。近年来，本药用于治疗高血压后失眠显示了较好的疗效。

高血压人群睡眠障碍的发生率明显高于一般人群，占66.08%。失眠与高血压的关系密切，尤其老年单纯收缩期高血压，睡眠障碍不但明显影响患者的血压控制，还影响血压变异性，血压昼夜节律丧失。一些血压波动明显的高血压患者，也与睡眠障碍有关，高血压伴睡眠障碍的患者也常伴有不同程度的焦虑症。

据临床报道，采用百乐眠胶囊治疗高血压伴睡眠障碍患者 47 例，结果显示，一周后 41 例睡眠障碍患者症状改善，平均动脉压下降了 10mmHg，5 例血压无明显变化，5 例血压轻度升高，有效率 89.36%。说明百乐眠胶囊能显著改善高血压患者的失眠症状，并使患者的血压明显下降，也说明改善睡眠状态可提高药物的降压效果，有利于患者的血压稳定与降压达标。

第四节　其他降压疗法

一、巧制药枕降血压

白菊花枕：杭白菊花 1000g，川芎、丹参、丹皮各 250g，明矾 2500g（大块捣成蚕豆粒大小，筛去碎屑）。各药混合装入白棉布袋内（不能用化纤布），缝制成枕头。

用法：每晚当枕头用，睡时头部着枕，睡的时间长了，再移换左右侧卧，使整个头部的穴位接受药性，直达经络，直接发挥疗效。每枕可使用半年。晴天取出枕头，晒晒太阳（防潮）。

方解：方中白菊花性味甘、辛、苦，微寒，有清头目、平降肝阳之功效。据现代文献报道，菊花有扩张血管、增加动脉血流量、改善头部缺血缺氧的功能，菊苷还具有降压作用。川芎、丹皮、丹参可活血化瘀、扩张周围动脉血流量，改善心脑缺血缺氧。明矾捣成蚕豆块状，其性酸寒，接触头部，能按摩头部十二经脉的穴位，促使头部经脉血流通畅，直接达到活血化瘀、降血脂、降血压的强大作用。高血压患者大都头昏脑胀，喜凉恶热，得凉则舒，得热则头昏脑胀加剧，菊花辛苦微寒，明矾酸寒，二味配合，直达头部十二经，发挥降血压、平肝阳、防中风的良好疗效。

二、换季"点穴"降血压

换季时候气温不稳定，人们情绪也会受到影响，很多高血压患者会面临着发病危险。在这样的一个季节里，除了注意饮食和保暖，也可以学习一些小方法，利用"点穴"把血压点下去。

广东省中医院传统疗法中心成永明副主任医师指出，人们身上的许多穴位，都有着可以控制血压的作用，平时抽空多按摩一下这些穴位就能对高血压起到预防和缓解的作用。大鱼际是手掌大拇指附近最隆起肥厚的部位，平时对于舒张压高血压患者来说，按摩或按压这个位置则可以起到平稳和降低血压的效果，也能起到保健和预防这一类高血压疾病。而脚底板脚掌纵线前1/3 交界位置的涌泉穴，也就是脚底最凹陷的那个部位，点压或按摩这个部位，可以缓解收缩压症状，让绝大多数高血压患者血压升高概率降低。而小腿内侧踝关节直上三寸的位置，则是三阴交穴位，很多患者阴虚火旺，按摩这个穴位效果很好。在日常预防高血压和保健方面，这个穴位也是最应该顾及的部位。

高血压发生，很多起于四肢末端的刺激，因此，四肢末端尽量不要受凉，要经常保健。这三个穴位通过刺激血管系统，达到控制血压的作用，此外还有很多相关的"降压"穴位，患者可根据医生的指导来个性化掌握。按摩的手法上，要保证从轻到重再从重到轻的过程，每次按摩要达到 10 ~ 15 分钟，这样才能起到好的保健效果。

三、决明子外敷及按揉高血压点辅助降血压

高血压点是近年来中医药学家发现的辅助降压反射区，位于大拇趾足掌面趾根部粗横纹中央，指压按揉机械刺激和中药药物的药理作用，能取得良好的辅助降压效果。每天不间断地做指压法，坚持 1 年，可有很好的疗效，长期坚持降压效果更为明显。决明子（草决明）是苏木科决明的成熟种子，苦咸微寒，入肝肾经，功效清肝益肾、降压通便。另外，掐压与按揉高血压点摩擦生热，改善末梢循环，借外周血管扩张、外周阻力降低而有辅助降压作用。采用高血压点中药外敷加按揉具有良好的降压效果，适用于高血压人群的辅助降压治疗。

方法：取决明子 3 粒，粘在大小适中的伤湿止痛膏上，晚睡前洗足，晾干，将药贴在大脚趾趾根部粗的横纹中央，此处为高血压点。慢慢吐气，用

两手的大拇指强力按压此处 6 秒后松开，如此反复。每日按揉 2 ~ 3 次，10 分钟/次，2 个月为 1 个疗程。据报道，每次掐压按揉 10 分钟后，可以使血压下降 10 ~ 20mmHg，同时缓解高血压引起的头痛、头晕等症状，起到良好的辅助治疗效果。

四、吴茱萸治疗高血压

治疗方法及效果：将吴茱萸研末，每次 30 ~ 50g，用醋调敷两脚心（最好睡前敷，用布包裹）。敷药时间 12 ~ 24 小时，敷后血压即下降，自觉症状减轻。轻症敷 1 次，重的敷 2 ~ 3 次，降血压效果好。效果：治疗 30 例，血压 160 ~ 180/95 ~ 110mmHg，应用后血压降为 130 ~ 140/80 ~ 90mmHg，自觉症状减轻。体会：高血压一般易表现为肝阳上亢，内服中药常用平肝潜阳法。吴茱萸辛、苦、热，有小毒；归肝、脾、胃、肾经；具有疏肝下气、温中散寒、燥湿助阳的功能。此药方建议用于应用多种降血压药物效果不明显或不能口服降压药物的高血压患者。

第三章　高血压的养生

对于高血压患者来说，"养"比"治"更为重要。如果日常作息、饮食控制得好，运动方法得当，不但能很好地控制血压，而且跟高血压有关的危险事件的发生率也会明显降低。总的来讲，高血压的养生可以从膳食养生和运动养生这两方面来着手。

第一节　膳食养生

大量研究表明，营养因素与原发性高血压有着密切的关系。如肥胖、高盐高脂饮食、大量饮酒等。正确合理的膳食对于血压的控制非常重要，保持理想体重、限制食盐和饮酒已被专家建议作为高血压病的非药物治疗措施，并且已成为治疗轻度高血压的首选方法，此外，饮食疗法也是各种药物治疗的基础，下面我们分别介绍一下怎样控制这些危险因素，降低血压，减少血压增高对人体器官的损害。

限制热能、控制体重：肥胖是导致高血压的原因之一，超重患者如能限制热能的摄入，将体重控制到正常范围内，血压也会相应地随之下降；限制热能摄取首先要养成良好的饮食习惯：吃饭细嚼慢咽，吃七八成饱即可，有的老人生活节约俭朴，舍不得丢掉剩下的饭菜，往往会把这些饭菜吃下肚，导致过饱，不但加重了胃肠道的负担，长此以往热量摄入超标，也会引起肥胖。此外三餐的热能要合理分配，早晨和中午摄取多一些，晚上要相应减少热量摄入，但是我国的饮食传统是很多家庭早餐草草了事，反而是晚餐热量大大超标，更有甚者还有吃夜宵的习惯，这些不良的饮食习惯需要改正过来，晚餐低脂饮食才有利于养生，脂肪所含的能量是同等体积蛋白质或碳水化合物的 2 倍多，因此，要控制脂肪的摄入，尤其要限制动物来源的饱和脂肪酸和胆固醇的摄入（肥肉、猪油和动物内脏等）；平日里多食用新鲜的蔬菜、水果，少吃高热能的食品，如糖、巧克力、快餐等；口渴时喝水，不要喝饮料；常吃鱼类、豆制品、杂粮、蔬菜、水果，尽量选择多种食物，获得较为全面均衡的营养。

限制食盐：食盐的主要成分是氯化钠，研究发现，氯和钠对血压的升高均有促进作用。正常人每日需盐量约为 6g，而我国居民的食盐量普遍偏高，平均每人每天 15g 左右，按推荐剂量来算一般人群的食盐摄入量都应减去 2/3 左右，很多资料都表明盐的摄入量与高血压的发病率呈正相关，即摄入盐量越多，血压就越高。在我国，北方人盐的摄入量高于南方人，而高血压的发病率也恰恰呈现出北高南低的趋势。日本北部居民平均每天摄入 26g 食盐，其高血压发病率为 40%，故应严格控制食盐摄入量，提倡清淡饮食，尽量少吃咸菜、咸鸡蛋、腌肉、榨菜等食物。但尽管如此，吃盐多不意味着一定会得高血压，为什么呢？因为在人群中存在这样一种人，大概有 20% 的概率是盐敏感者，而大部分正常人吃得稍咸一些也不会患上高血压，这部分人称为盐不敏感者，但遗憾的是目前在普通人群中还无法区分盐敏感者和盐不敏感者，因此，从预防高血压的角度来说，还是应该控制盐的摄入量，改变饮食习惯。

对于不同程度的高血压，限盐的数量也有轻微的差别，比如轻度高血压患者的食盐摄入量应低于 5g/d，中重度高血压患者应低于 3g/d，对于急进型高血压、心力衰竭或浮肿者，最好应限制在 2g 以下，或无盐饮食。如果不好估算总共摄入的盐量有多少，我们可以用 5ml 酱油折算为 1g 钠盐，味精、食品防腐剂也含有一定量的钠盐，在计算钠盐摄入量时应将这些与食盐一并计算而不是只单纯地算食盐的使用量。对于已经患上高血压的人来讲，限盐也是非常必要的，有研究表明对于高血压的早期，单纯限盐就可以达到恢复正常血压的目的，即使是中度和重度的高血压患者，限制食盐也是大有裨益，不仅可以提高降压药物的疗效，还可以减轻药物对人体的副作用。

多吃蔬菜、水果：因为蔬菜水果中含有丰富的维生素、矿物质和膳食纤维。这些维生素和营养物质可以对抗高血压的发生。例如维生素 C 和胡萝卜素都有抗氧化、维持血管正常结构和防止动脉硬化的作用；矿物质中的钾和镁有降血压的作用；膳食纤维和植物类固醇能降血脂，还可防治便秘。我们都知道便秘对于高血压患者是十分危险的，屏气排便往往会使血压骤升，更有甚者还会造成脑血管意外。动物油中的饱和脂肪酸和胆固醇含量高易造成动脉粥样硬化；而植物油中含丰富的多不饱和脂肪酸，有防治动脉粥样硬化的作用，所以高血压患者应选择素油。

多吃鱼类、豆类及奶制品：鱼和大豆的蛋白属于优质蛋白并且含有丰富的必需脂肪酸，有降低血压、预防脑卒中的作用。低钙是高血压的危险因素，而牛奶中富含钙因而有降血压的作用。此外，约有10%的高血压病是由过量饮酒和抽烟造成的，所以高血压患者还应该戒烟限酒。但适量摄入红葡萄酒能有效地防止心、脑血管疾病的发生，可饮用红葡萄酒50～100ml，但最好不要空腹饮酒，也不能过量。

总之，在平时的饮食中要注意多食用能保护血管、降血压和降血脂的食物，如含钾丰富的食物；忌食过咸的食品如腌制品、蛤贝类、皮蛋等，烟酒、浓茶、咖啡和辛辣刺激性食物；某些食物成分与药物成分还可产生不良反应，在服用时应该特别注意。如服用的药物是优降宁，就不宜进食含酪胺高的食物，如奶酪、酸奶、扁豆、蘑菇、香蕉、葡萄干、啤酒和红葡萄酒等；使用含利尿剂的降压药时，应注意补充含钾量高的食品如芹菜、丝瓜、茄子、龙须菜、豌豆苗和竹笋等。

下面我们一一介绍，适合高血压患者吃的食材、水果都有哪些以及以这些食物为食材我们可以做出什么样的药膳来。

一、肉蛋类

（一）鸭肉

【营养成分及功效】鸭肉富含蛋白质、消化率高，很容易被人体吸收利用，有强身健体的作用；鸭肉中含有的烟酸和不饱和脂肪酸具有降低胆固醇和甘油三酯的功效，对高血压的防治有益；鸭肉中的钾能对抗钠盐对血压的负面影响，可以保护血管，有助于降低血压。鸭肉性凉，可以滋阴补肾，利水消肿。

【适用人群】一般人皆可食用。营养不良，产后病后体虚、遗精、妇女月经少、咽干口渴、体内有热、大便干燥和水肿的患者更适合食用鸭肉。

【养生宜忌】素体虚寒、胃部冷痛、腹泻及肥胖、动脉硬化、慢性肠炎应少食；感冒患者不宜食用。

【营养配餐】

1. 山药炖鸭肉

材料：鸭肉 500g，山药 200g，葱、姜、红枣、盐各适量。

做法：将鸭肉洗净后切块，入冷水中煮开，捞出鸭肉洗净；葱切丝，姜切片，山药去皮切块，锅中放入鸭肉、葱、姜、红枣，加冷水没过鸭肉，先用大火烧开后转成小火再炖 45 分钟左右，加入山药再炖 15 分钟，加少许盐调味即可出锅食用。

鸭肉性凉，生姜性热，山药补阴，一同烹调，既能降低鸭肉的凉性，又能滋阴补肺。

2. 白菜鸭肉粥

材料：大白菜 300g，鸭胸 150g，葱、姜、盐、植物油适量。

做法：将大白菜洗净，切丝，鸭胸切丁；炒锅内放油，待油烧至七成热，放入姜、葱爆香；放入鸭胸翻炒，待变白后加温水，烧开后加入白菜，继续煮至白菜软烂，加盐调味即可出锅食用。

（二）牛肉

【营养成分及功效】牛肉营养丰富，是仅次于猪肉的第二大肉类食物，享有"肉中娇子"的美称，因为牛肉中的氨基酸组成比猪肉更接近人体需要，富含优质蛋白质、维生素 A、维生素 B 族、烟酸、亚油酸以及镁、磷、铁、锌等营养物质，有健脾和胃、补养气血、强壮筋骨的功效，对生长发育具有促进作用，牛肉中富含的钾元素，可以抵抗钠的作用，保护血管，从而有效降低血压；锌元素可以防止由镉增高而诱发的高血压病。

【适用人群】一般人皆可食用，特别适合肥胖者、高血压以及冠心病、糖尿病的患者食用。

【养生宜忌】因牛肉为发物，湿疹、瘙痒、牛皮癣等皮肤病患者，肝炎、肾炎、感染性疾病发热期间均不宜食用。

【营养配餐】

1. 胡萝卜炖牛肉

材料：牛肉 200g，胡萝卜 1 根，葱、姜、蒜、淀粉、料酒、酱油、植物油适量。

做法：牛肉洗净切块，用酱油、淀粉、料酒腌制 15 分钟；胡萝卜切片，葱洗净切丝，姜、蒜切片；锅内倒油烧热，倒入葱、姜、蒜爆香后，放入牛肉块翻炒；倒入胡萝卜片，加酱油翻炒均匀后再加入适量的水，炖半小时左右，出锅即可服用。

2. 苋菜牛肉汤

材料：苋菜 200g，牛肉 150g，蒜、酱油、花生油、淀粉各适量。

做法：将苋菜洗净择好；牛肉洗净切片，用酱油、淀粉腌制 15 分钟后入水焯一下，五成熟时捞起备用；起锅放油，油热后爆香蒜末，加适量水煮开后放入苋菜和牛肉煮熟，最后加盐调味即可。

3. 姜丝牛肉粥

材料：牛肉 100g，白粥 250g，盐、淀粉、姜丝、葱花各适量。

做法：牛肉切片，放入盐、淀粉、水、姜丝拌匀，腌制 20 分钟；把白粥加入到炖锅里烧开，放入牛肉，待牛肉熟透撒入葱花出锅即可食用。

（三）瘦肉

【营养成分及功效】猪瘦肉富含蛋白质、烟酸、维生素 B 族、钙、铁等营养成分，有滋阴润燥、强身健体、预防贫血、抑制血管收缩、降低血压的功效，烟酸也可以促进血液循环，降低血压。

【适用人群】一般人皆可食用，尤其适合高血压患者、头晕、贫血以及营养不良的人群。

【养生宜忌】湿热偏重，痰湿偏盛者则不宜多食，此外，瘦肉吃多了会增加发生高血脂、动脉粥样硬化等心血管疾病的危险，因此每天服用瘦肉不应该超过 100g。

【营养配餐】

1. 木耳炒瘦肉

材料：瘦肉 150g，木耳 250g，葱、姜、蒜、盐、酱油、植物油各适量。

做法：将猪肉切片、木耳泡发后择成小朵，葱切段，姜、蒜切片备用；起锅倒入植物油，待油热后放入姜、蒜爆香；放瘦肉炒至变色，放少许酱油；放入木耳，加适量盐炒熟，出锅前加入葱段即可。

2. 莴笋炒肉片

材料：莴笋 300g，猪瘦肉 500g，葱段、姜片、酱油、料酒、植物油、盐、醋各适量。

做法：莴笋去皮切片，瘦肉切片，加入料酒、酱油、盐等腌制片刻备用；锅中放入热油，爆香葱段、姜片，加入瘦肉片翻炒至变色；放入莴笋片，加入醋、盐一起翻炒，熟了以后起锅食用即可。

（四）鸡蛋

【营养成分及功效】鸡蛋是人类营养最好的来源之一，被称为"理想的营养库"。鸡蛋富含维生素 A、维生素 B、蛋白质、必需氨基酸、钾、铁、锌等微量元素，具有滋阴润燥、养心安神、养血安胎、防止动脉硬化的作用。蛋白质能够改善血液循环和血压状态，可辅助降低血压，从而降低心脑血管疾病的发病率，蛋黄中的卵磷脂可促进肝细胞的再生，提高人体血浆蛋白量，增强机体的代谢功能和免疫功能，鸡蛋清具有低脂低胆固醇的优点。

【适用人群】对头晕、睡眠不好的患者具有辅助调养作用，鸡蛋是高血压患者理想的食物。

【养生宜忌】患有肝炎、高热、腹泻、胆石症、肾病等病症者不宜食鸡蛋。鸡蛋不宜生吃，因为吃生鸡蛋会抑制人体吸收生物素，可能出现皮肤湿疹、疲劳、食欲不佳、秃头等问题。

【营养配餐】

1. 鸡蛋炒丝瓜

材料：鸡蛋 2~3 个，丝瓜 1 根，葱、姜、盐、植物油各适量。

做法：鸡蛋打散，入炒锅内炒熟，盛出备用；丝瓜削皮，切成滚刀块，葱切碎、姜切片备用；锅内放油，倒入姜片，葱末爆香，倒入丝瓜，加适量盐炒至丝瓜断生，放入鸡蛋翻炒均匀即可食用。

2. 蚕豆炒鸡蛋

材料：蚕豆300g，鸡蛋4个，盐、油、葱末适量。

做法：将蚕豆剥皮后清洗干净，鸡蛋打散，加少许盐搅拌均匀备用；锅内倒油，待油五成热时放入葱末爆香，放入搅拌均匀的鸡蛋，待鸡蛋表面凝固后翻炒一下盛出装盘备用；另起锅放少量油，放入蚕豆翻炒，待蚕豆软烂后放入鸡蛋搅拌均匀即可食用。有滋阴润燥、增强免疫力的功效。

二、五谷类

（一）小米

【营养成分及功效】小米味甘、咸，性寒凉，富含膳食纤维、B族维生素、维生素E、烟酸、镁、钙、铁等营养物质，能抑制血管收缩，降低血压，防止动脉硬化，色氨酸有促进睡眠、提高失眠质量的作用。此外，小米还能改善脾胃虚弱、消化不良、小便不利等症状。

【适用人群】一般人皆可食用。尤其适合老人、儿童、体质虚弱者，对久病体虚的高血压患者也适宜。

【养生宜忌】因为小米中缺乏赖氨酸，因此最好和大米搭配在一起食用，弥补小米营养不足。胃寒者不宜过多食用小米。

【营养配餐】

1. 小米山药粥

材料：小米50g，山药50g。

做法：将山药洗净去皮，切成小块备用，小米淘洗干净；锅内放水开锅后，放入小米和山药，开锅后转成小火再熬30分钟，关火食用。

2. 小米黄豆粥

材料：小米100g，黄豆50g。

做法：将小米洗净，黄豆浸泡12小时备用；锅内倒入适量清水，水开后放入黄豆先煮，沸腾后再放入小米，转成小火煮35分钟即可。

注意：小米粥不宜煮得太稀，宜稠一些以利于营养物质的吸收；发霉的小米不要吃，容易致癌；体质虚寒的人应少吃小米。

3. 鲤鱼小米粥

材料：鲤鱼 1 条，小米 100g。

做法：将鲤鱼去鱼鳞、内脏，切成块，与小米一起慢火煮粥，煮至鱼肉与米烂熟；粥内不宜放盐，宜清淡饮食吃肉喝粥。此粥营养丰富，味道鲜美，适合高血压患者服用。

（二）薏米

【营养成分及功效】薏米的营养价值很高，含有蛋白质、维生素 E、膳食纤维、氨基酸、钾、钙、镁等成分。薏米扩张血管，有利于降低血压，膳食纤维有良好的健脾利湿的作用，薏米容易消化吸收，对减轻肠胃负担、增强体质很有好处，薏米中含有较多的水溶性膳食纤维，能预防高血压，降低胆固醇及甘油三酯。

【适用人群】一般人都可以食用，尤其适合体弱、消化功能不好、痰湿内阻型高血压患者服用。

【养生宜忌】不能过量服用，便秘、滑精、小便多者及孕早期的妇女、消化功能弱的人群均应忌食。

【营养配餐】

1. 芡实薏米粥

材料：芡实、山药、莲子、薏米各 15g，红枣、红糖适量。

做法：将芡实、莲子、薏米用水浸泡透，山药切块，红枣洗净备用；在电饭煲里放上清水，加入芡实、莲子、薏米、山药、红枣和红糖后开始炖，经常服用可以防止高血压、高血脂等疾病。

2. 薏米南瓜汤

材料：薏米 30g，南瓜 150g，芹菜根、香菜根、萝卜根各 20g，牛奶 150ml，白糖适量。

做法：将薏米淘洗干净，用清水泡软，南瓜打成南瓜蓉，芹菜根、香菜根、萝卜根清洗干净备用；锅内放入适量的清水，放入芹菜根、香菜根、萝卜根烧开后再煮 20 分钟左右，捞出菜根，倒入南瓜蓉、薏米煮熟，出锅前加白糖和牛奶调味，搅拌均匀即可食用。

（三） 玉米

【营养成分及功效】玉米大约在 16 世纪传入中国，是非常重要的一种食物。玉米含有维生素 B、维生素 E、碳水化合物、蛋白质、脂肪、胡萝卜素、钙、硒等营养物质。现代研究表明，玉米中的维生素 E 可降低血清胆固醇、清除体内垃圾、保持血管弹性、辅助降压。

【适用人群】一般人群皆可食用。多食玉米可预防高血压、冠心病、心肌梗死，尤其对脾虚肝旺、痰浊内蕴型高血压患者的疗效明显。

【养生宜忌】玉米中缺乏色氨酸，不宜长期单一食用。

【营养配餐】

1. 腰果玉米

材料：腰果 50g，西芹 80g，玉米 80g，盐、味精、食用油各适量。

做法：将西芹及玉米放到开水里焯熟；锅内倒油，先将腰果炒 1～2 分钟，再倒入西芹和玉米加入调料炒 5 分钟熟软即可。

2. 玉米虾仁

材料：玉米 250g，虾仁 250g，花生油、盐、淀粉、料酒适量。

做法：将虾仁清洗干净，加入盐、料酒、水淀粉拌匀备用；炒锅放油烧至六成热，倒入虾仁，炒熟后取出；重新起锅，炒锅放花生油，倒入玉米翻炒，继而放入虾仁煸炒，加入盐翻炒均匀即可出锅食用。

3. 玉米面粥

原料：玉米面适量。

做法：将玉米面调成糊糊，锅中放水烧开后，把玉米糊倒入锅中搅拌，等粥开后，再转成小火煮一小会儿即可食用。

（四） 荞麦

【营养成分及功效】荞麦被誉为"21 世纪最重要的食物资源"，荞麦中含有蛋白质、芦丁、钾、黄酮类物质、油酸、亚油酸、烟酸、矿物质，等等。

油酸和亚油酸能增强血管壁的弹性和致密度，降低血压；烟酸可以降低体内血脂和胆固醇的含量；铁、镁等矿物质具有保护血管和抗血栓形成的功效，荞麦中的芦丁能抑制血压上升，从而降低血压，另外荞麦中的钾也有助于降低血压，黄酮类物质具有降低血糖、抗菌、消炎、止咳平喘、祛痰的功效。

【适用人群】有研究显示，以荞麦为主食的地区，高血压的发病率很低，常食荞麦有助于预防和治疗冠心病、脑卒中等心脑血管疾病，因此高血压患者很适合食用。

【养生宜忌】荞麦一次性不可食用太多，否则容易造成消化不良；消化功能不好、脾胃虚寒及经常腹泻的人不宜吃。

【营养配餐】

1. 荞麦山药粥

材料：荞麦 200g，山药 100g，红枣 50g。

荞麦淘洗干净，用冷水浸泡透，山药削皮、红枣去核切成小丁备用；锅内放入适量清水，先放入荞麦烧开后，放山药丁继续煮至沸腾，下枣丁，煮至荞麦仁熟烂，粥汁浓稠即可食用。

2. 凉拌荞麦面

材料：荞麦挂面 150g，鸡胸、绿豆芽各 50g，香菜、蒜末、芝麻酱、酱油、醋、盐、香油各适量。

做法：鸡胸肉洗净，煮熟捞出，切成丝备用，绿豆芽择洗干净，用水焯一下，捞出沥干水分；把芝麻酱放入小碗中，加少许水调稀，加酱油、醋、蒜末、香油、盐搅拌均匀，制成调味酱；锅内倒入适量清水烧开，下荞麦挂面煮熟，捞入碗中，放鸡胸丝、豆芽，倒入调味汁拌匀，撒上香菜末即可食用。

（五）燕麦

【营养成分及功效】燕麦含有蛋白质、膳食纤维、烟酸、维生素 C、维生素 E、钾、钙、镁、锌、硒等营养成分。具有补益脾胃、润肠通便、止汗止血的功效。燕麦可以美化肌肤，改善血液循环，缓解生活和工作带来的压力，同时能够抑制血糖上升，膳食纤维可以促进人体钠的排出，有助于降低血压。

【适用人群】适合糖尿病、高血压、肥胖、失眠的人群食用。

【养生宜忌】燕麦一次性不可食用太多，否则会影响人体对钙、铁、锌和一些维生素的吸收和利用。

【营养配餐】

1. 黑芝麻燕麦粥

材料：黑芝麻糊粉25g，燕麦片50g，枸杞子10g，白糖适量。

做法：将黑芝麻糊粉放入碗中，加热水调匀，再加入麦片和开水，最后放入枸杞子和白糖调匀即可食用。

2. 豆浆麦片粥

材料：燕麦片100g，黄豆50g，白糖适量。

做法：黄豆用清水浸泡10～12小时，洗净榨成豆浆，趁热冲入燕麦片中，加入适量白糖，搅拌均匀即可食用。

3. 燕麦南瓜粥

材料：即食燕麦片30g，大米50g，小南瓜1个，盐适量。

做法：小南瓜洗净削皮，切成小块，大米洗净，用清水浸泡半小时；锅置火上，将大米放入锅中，加水适量，大米煮沸后换小火煮20分钟，放入南瓜块，小火煮10分钟；加入即食燕麦片继续用小火煮10分钟，加入盐出锅即可。

（六）黄豆

【营养成分及功效】黄豆的营养价值很高，被称为"豆中之王"。它含有丰富的蛋白质、不饱和脂肪酸、钙、异黄酮、钾、卵磷脂、硒、蛋白酶抑制剂等，钾可以抵抗钠离子的升压作用，卵磷脂可以促进神经血管和大脑的发育，可预防心脑血管病、清除人体内的自由基，起到防病、抗癌的功效，异黄酮能降低血压和胆固醇水平，软化血管，可预防高血压及血管硬化。此外黄豆还含有丰富的皂苷，能够降低血脂，减轻和预防动脉粥样硬化。

【适用人群】一般人都可以食用，尤其适合高血压、高血脂、糖尿病和更年期妇女服用。

【养生宜忌】生黄豆不宜食用，因为其中含有影响健康的抗胰蛋白酶和凝血酶。因黄豆在消化吸收过程中会产生气体导致腹胀，故一次不能吃太多，有胃肠道疾病、严重肝病、痛风等患者应尽量少吃。高血压合并肾病患者应慎食黄豆，以免出现胸闷、心慌、心律失常等不良反应。

【营养配餐】

1. 番茄黄豆烧豆腐

材料：番茄2个，嫩豆腐200g，黄豆20g，盐、洋葱、食用油、香菜、淀粉各适量。

做法：将嫩豆腐和番茄切成小块，洋葱切粒，黄豆用水泡洗干净备用；锅内加水烧开，放入豆腐焯一下捞出，再把黄豆煮至熟透，捞出备用；锅内倒油烧热，放入洋葱炝锅，然后放入番茄、豆腐、黄豆，加适量的水烧开后兑入淀粉水，加适量盐和香菜，出锅盛盘即可食用。

2. 焖茄豆

材料：黄豆100g，茄子300g，葱丝、香菜段、花椒粒、酱油、盐、香菇各适量。

做法：黄豆用清水浸泡12小时左右，茄子切块备用；置砂锅于火上，放入黄豆、花椒粒和清水，大火烧开后转小火煮至黄豆八成熟，拣出花椒粒，放入茄子块，小火烧至茄子熟透，加入酱油、盐调味，淋上香油，撒上葱丝和香菜段即可食用。

3. 黄豆排骨汤

材料：黄豆100g，猪排骨250g，盐适量。

做法：将黄豆洗净，用清水浸泡约10小时，将猪排骨洗净，剁成小块，用开水焯去浮沫，捞出用冷水冲洗干净；把猪排骨、黄豆一起放入清水中用大火烧开，再用小火炖至熟烂，放盐调味即可食用。

（七）绿豆

【营养成分及功效】绿豆味甘、性寒，含有丰富的蛋白质，还含有多种维生素和钙、磷、铁等矿物质，它不仅有很好的食用价值，还具有非常好的药用价值，有"济世之良谷"之称，是传统的夏季消暑食物。绿豆有清热解毒、明目退翳之功效。绿豆中含降血压及降血脂的成分，可治疗因缺乏维生素A

引起的夜盲症、缺乏维生素 B_2 引起的舌疮、缺乏维生素 C 引起的坏血病，绿豆中的多糖成分能增强血清脂蛋白酶的活性，使脂蛋白中的甘油三酯水解而达到降血脂的功效，从而可以治疗冠心病、冠状动脉粥样硬化性心脏病等。

【适用人群】绿豆适宜暑热天气或中暑时食用，适合高血压、高血脂、水肿患者，同时也适宜食物、农药、煤气中毒应急解救时食用。

【养生宜忌】绿豆不宜煮烂，煮烂会降低其清热、祛暑的功效；在服用补益类中药时不宜服用绿豆，因绿豆有解毒的功效，同时服用会降低药物的疗效。绿豆性寒，脾胃虚弱的人要少食绿豆。

【营养配餐】

1. 薄荷银花绿豆汤

金银花洗净，放入纱布袋中扎紧；薄荷剪短，加入适量清水煎沸取汁；绿豆、薏米洗净备用；将绿豆、薏米放入锅内，再加入薄荷水及适量清水，煮至薏米、绿豆变软即可食用。

2. 绿豆大米粥

材料：绿豆 100g，大米 75g。

做法：绿豆淘洗干净，在清水中泡 2 小时左右，大米淘洗干净；绿豆放入锅中加适量清水煮沸，放入大米，再次煮沸后改小火熬至豆烂米熟即可。

3. 绿豆南瓜粥

材料：绿豆 50g，南瓜 200g。

做法：绿豆洗干净，用清水泡 4 小时。南瓜洗净，去皮，去瓤，切成小块。锅内放水，烧开后放入绿豆，改用小火煮至绿豆八成熟，放入南瓜块，大火煮沸后改用小火煮至南瓜软烂，绿豆开花即可食用。

（八）黑豆

【营养成分及功效】黑豆富含蛋白质、脂肪、碳水化合物、钙、膳食纤维、大豆蛋白、亚油酸、卵磷脂、亚麻酸等多种营养成分，是理想的保健佳品。黑豆有软化血管、降低血压、促进消化、防止便秘以及解毒的功效，

【适用人群】人人都可食用，尤其适合高血压、肾虚耳聋、早生白发者服用。

【养生宜忌】炒熟后的黑豆由于热性大，多食易上火，因此不宜多食，尤其是小儿更不宜多食。黑豆不宜一次性吃太多以免胀气，因黑豆有解毒的作用，所以正在服中药者不宜服用黑豆。

【营养配餐】

1. 黑豆粥

材料：黑豆 50g，粳米 100g。

做法：粳米提前浸泡，黑豆洗净后在锅内煮半小时左右，再将粳米放入锅内同煮，待米粥熟后即可食用。

三、蔬菜类

（一）芹菜

【营养成分及功效】芹菜含有丰富的维生素 A、维生素 B_1、维生素 B_2、维生素 C 和维生素 P，钙、铁、磷等矿物质，蛋白质、甘露醇和食物纤维等成分。具有平肝、清热、祛风、利水、止血、解毒的功效。

【适用人群】适合高血压、动脉硬化、高血糖、缺铁性贫血、经期妇女食用。平时肝火过旺，皮肤粗糙及经常失眠、头痛的人可适当多吃点芹菜。水肿病人宜多食。

【养生宜忌】慢性腹泻者不宜多食。芹菜能减少男性精子的数量，所以准备生育的男性应适量少食；芹菜有降血压的作用，血压偏低者不宜食用；芹菜性凉质滑，故脾胃虚寒、大便溏薄者不宜多食。

【营养配餐】

1. 芹菜粥

原料：芹菜连根 120g，粳米 250g。

制法：将芹菜洗净切成小段，与淘洗干净的粳米同入锅加水 2000ml，用大火烧开，再用小火熬煮成稀粥。此粥可用于脾胃痰火上升所致的耳鸣。

2. 鸡丝拌芹菜

原料：鸡脯肉 100g，芹菜 200g，精盐、味精、麻油适量。

制法：鸡脯肉洗净，煮熟，撕成细丝；芹菜去根、叶，洗净，切段，入沸水中焯一下，加入鸡丝、精盐、味精、麻油，拌匀即可。特别适用于肝阳上亢的高血压患者。

3. 芹菜炒猪心

原料：芹菜50g，猪心250g，酱油、香醋、姜丝、香油各适量。

做法：将猪心洗净煮熟，切成薄片，把芹菜洗净去叶，切成2cm长的段；锅烧热，放入香油，待油热后加入酱油、姜丝炝锅，然后煸炒芹菜，待芹菜将熟时放入猪心片，注意翻转炒匀，炒好后盛盘中，再加入少许香醋即可。适于心火亢盛，心神不宁的患者。

4. 凉拌芹菜海带

材料：芹菜200g，水发海带100g，水发黑木耳50g，酱油、芝麻油、精盐、白糖、味精各适量。

做法：将海带、黑木耳洗净切丝，用沸水焯熟；芹菜切成3cm长的段，入沸水中焯熟捞起；待海带丝、黑木耳丝、芹菜段冷却后放入盘中，再加入酱油、麻油、精盐、白糖、味精拌匀，即可食用。适于高血压、动脉粥样硬化、冠心病、甲状腺肿瘤的患者。

5. 芹菜炒干丝

原料：芹菜250g，豆干300g，葱白、生姜、精盐、味精、花生油各适量。

制法：将芹菜洗净后，去根，切成段。将豆干切成细丝，将葱白切成段，将生姜切成片，向锅内倒入适量的花生油，待油烧至七成热时，放入姜、葱煸炒片刻，加入精盐，放入豆干丝，再炒5分钟，而后将芹菜倒入锅内，加入味精，待芹菜炒熟后即成。适于伴有高血压、大便燥结等病症的女性食用。

6. 糖醋芹菜

原料：芹菜500g，糖、醋、精盐、麻油各适量。

制法：将芹菜择去叶，洗净，放入沸水中烫软后，捞起沥干。将烫好的芹菜切成段，放入碗内，向碗内加入糖、精盐、醋拌匀，淋上麻油即成。

功效：降血压，调血脂。

7. 鲜芹苹果汁

原料：芹菜250g，苹果1~2个。

制法：将鲜芹菜放入沸水中烫2分钟，捞出，切碎。将青苹果去核，切成块。将处理过的芹菜与青苹果一起用榨汁机打成汁即可饮用。降血压、平肝、镇静、利尿、和胃止吐。适于伴有眩晕头痛、颜面潮红、易兴奋的高血压患者饮用。

（二）胡萝卜

【营养成分及功效】《本草纲目》中说"元时始自胡地来，气味微似萝卜，故名"。胡萝卜富含蛋白质、脂肪、碳水化合物、槲皮素、山奈酚等成分，气味甘、辛，微温。具有健脾和中、滋肝明目、化痰止咳、清热解毒的作用。主治脾虚食少，体虚乏力，脘腹痛，泄痢，视物昏花，雀目，咳喘，百日咳，咽喉肿痛，麻疹，水痘，疖肿，烫火伤，痔漏等。

【适用人群】心脏病、中风、高血压及动脉粥样硬化患者，感冒时咳嗽多痰或慢性气管炎痰多、饮食过饱引起食积气滞、脘腹痞闷胀痛者以及患有急性菌痢等病证之人适宜食用。

【养生宜忌】体弱气虚者不宜食用；胡萝卜不宜与白萝卜、人参、西洋参一同食用；不宜去皮食用，胡萝卜的营养精华就在表皮，洗胡萝卜时不必削皮，只要轻轻擦拭即可。吃胡萝卜时不要喝酒，因为当类胡萝卜素的浓度很高时，碰上酒精，就会和自由基结合，使类胡萝卜素由抗氧化剂转变成会攻击正常细胞的促氧化剂。胡萝卜忌与过多的酸醋同食，否则容易破坏其中的胡萝卜素。

【营养配餐】

1. 胡萝卜芹菜粥

原料：胡萝卜50g，芹菜50g，番茄块50g，猪油15g，食盐2g，味精1g，香油10g，粳米100g。

制法：先将番茄剥皮去子瓤，切成小块；胡萝卜洗净切丝；芹菜洗净沥水切成末；再将粳米淘洗干净入锅，加水1000g，先用武火烧开，再转用文火煮成稀粥，加入胡萝卜丝、芹菜末、番茄块、猪油，稍煮即成，调入食盐、味精、香油。

功效：滋阴，养肝明目。适于夜盲症，皮肤干燥，小儿肝炎恢复期饮食少、体质弱、大便秘结等症。

2. 胡萝卜汁

原料：胡萝卜200g，冰糖适量。

做法：将胡萝卜洗净，切成小块，用榨汁机榨汁后倒入杯中，再加入冰糖搅拌均匀即可饮用。可以起到降血压、降血脂、养肝明目的功效，对于高血压食欲不振、体倦乏力、消化不良者有良好的作用。

（三）洋葱

【营养成分及功效】洋葱含有丰富的蛋白质、膳食纤维、维生素 B_1、维生素 B_2、维生素 C、前列腺素 A、胡萝卜素、钙、磷、硒以及植物杀菌素等成分。洋葱中的前列腺素 A 不仅能降低血液黏度，对抗引起血压升高的物质，还能促进钠盐排泄，起到稳定血压的作用；洋葱中的植物菌素有较强的杀菌能力，可以预防感冒；硒能消除体内自由基，具有延缓衰老的功效；此外洋葱还具有降低血糖的功效。

【适用人群】洋葱特别适合高血压、高血脂、糖尿病、急慢性肠炎以及消化不良患者服用。

【养生宜忌】不宜过量食用。因为过量食用会产生胀气，患有眼疾者、皮肤病者不宜食用洋葱；洋葱切碎后所含的营养价值降低，所以不应长久切碎放置。

【营养配餐】

1. 洋葱炒香菇

材料：洋葱100g，香菇300g，姜、盐、植物油适量。

做法：洋葱去皮，洗净切丝，姜洗净切丝备用；香菇去柄洗净，撕成条，用沸水焯一下捞出沥干水分备用；锅内放油，待油七成热时放入姜丝爆香，然后倒入洋葱丝炒熟，倒入香菇条，翻炒均匀，用盐调味出锅即可。

2. 洋葱炒猪肝

材料：洋葱1个，猪肝50g，葱花、盐、鸡精、料酒、水淀粉、植物油各适量。

做法：猪肝去净筋膜，洗净切片，用料酒和水淀粉腌制15分钟左右，洋葱去皮洗净切块；炒锅置于火上，倒入适量植物油，待油温烧至七成热，放葱花炒香，放入猪肝片滑熟；放入切好的洋葱块炒熟，加入盐和鸡精调味即可。

3. 洋葱炒土豆片

材料：洋葱200g，土豆400g，芹菜50g，盐、胡椒粉、植物油适量。

做法：洋葱剥皮切成碎末，芹菜洗净切成碎末，土豆洗净去皮，切成薄片备用；锅内倒油烧至八成热，放入土豆片炸至金黄，加入洋葱末、芹菜末，再调入盐和胡椒粉；将土豆片翻过来炸另一面，待土豆片炸至金黄时盛出装盘即可。

（四）茄子

【营养成分及功效】茄子甘、寒。茄子中富含维生素C、维生素E、维生素B族、芦丁、钙、磷、钾等成分。钾离子对高血压患者有重要作用，能维持细胞内的渗透压，参与能量代谢过程，促进体内钠的排泄，减少钠对血压的不良影响；芦丁具有降低血压、增强血管弹性、降低毛细血管脆性、防止血管破裂出血、提高血管的修复能力、降低血液中胆固醇的浓度等功效，同时茄子中所含的胆碱等物质对防止心脑血管疾病也非常有益。

【适用人群】高血压、冠心病、高血脂、肝炎、眼底出血、动脉硬化患者。

【养生宜忌】因为茄子性凉，消化不良、体弱胃寒的人不宜常吃茄子，苦瓜和茄子一起吃，可以缓解疲劳，清心明目，益气壮阳，延缓衰老，是心脑血管疾病患者理想的食物。

【营养配餐】

1. 五味汁炒茄子

材料：长茄子500g，青红椒各1个，鸡胸脯肉80g，鸡蛋1个，高汤、豆瓣酱各20g，姜、葱段、蒜片、酱油、料酒、醋、白糖、盐、水淀粉、胡椒粉、植物油、香油各适量。

做法：长茄子洗净去蒂切片，鸡胸脯肉切长片，加料酒、盐、鸡蛋清、少许水淀粉腌制15分钟，青红椒切丝备用；锅中倒油烧热，放入鸡胸脯肉炒熟盛出，锅内再放入适量水和茄子，茄子快熟时加入青红椒炒熟盛出；另起锅放油烧热，下蒜片炒至焦黄，放入豆瓣酱、姜、葱段炒匀，倒入鸡片、茄子片翻炒；倒入酱油、白糖、胡椒粉、醋、高汤翻炒均匀，用水淀粉勾芡，淋上香油即可食用。

2. 紫菜蒸茄子

材料：紫菜 50g，茄子 250g，蒜蓉 20g，盐、生抽、香油各适量。

做法：茄子洗净切段，紫菜洗净泡发备用；碗内放入盐、生抽、香油适量调成味汁，将茄子放在碗中，每段茄子上放上紫菜和蒜蓉，上屉蒸熟，出锅前淋上味汁即可食用。

3. 鲇鱼烧茄子

材料：鲇鱼 1 条，长茄子 100g，葱花、姜片、蒜末、香菜、料酒、酱油、醋、白糖、鸡精、植物油各适量。

做法：鲇鱼处理干净后切段，茄子洗净切成条备用；锅内倒入植物油烧至五成热，放入鲇鱼段煎至鱼肉发白后，放入葱花、姜片、蒜末、花椒粉等炒香；继续放入适量清水，倒入料酒、酱油、醋、白糖和茄子条翻炒均匀，大火烧开后转为小火，待鲇鱼和茄子熟透，放入鸡精调味，出锅前撒上葱花即可。

（五）番茄

【营养成分及功效】番茄营养丰富，有"蔬菜中的水果"之称。番茄含有胡萝素、维生素 B 族、维生素 C、烟酸、维生素 P、苹果酸、柠檬酸、钾、番茄红素、黄酮类物质等。番茄中的黄酮类物质具有显著的降压利尿作用，番茄红素具有独特的抗氧化能力，可以清除自由基，对心血管具有保护作用，钾能促进钠的排泄，且能对抗钠对血压的不利影响，维生素 C 可降低胆固醇，预防动脉硬化和冠心病。

【适用人群】一般人都可以服用。

【养生宜忌】急性肠炎、脾胃虚寒者不宜多食。不宜空腹大量食用番茄，因为空腹时胃酸分泌增多，而番茄含有大量的果胶成分，易与胃酸结合生成难以溶解的结石，使胃内压增高造成不适。

【营养配餐】

1. 番茄烧茄子

材料：番茄1个，茄子250g，葱、姜、蒜、盐、酱油、植物油、白糖各适量。

做法：茄子洗净切块，番茄洗净切块，葱切成葱花，姜切成片，蒜切末备用；锅内放油烧热后放入蒜末、姜片爆香，放入茄子块，用中火煎至金黄色后，倒入番茄块继续翻炒，放入酱油、白糖调味，待番茄变软后，放入适量盐调味，最后出锅前撒上葱花即可。

2. 番茄炒丝瓜

材料：番茄1个，丝瓜200g，葱、盐、植物油各适量。

做法：将番茄洗净切块，丝瓜削皮切成滚刀块，葱洗净切丝备用；炒锅烧热倒油，待油七成热时倒入葱丝爆出香味，再倒入番茄块、丝瓜块翻炒，炒熟后放入盐调味即可。

3. 番茄豆腐汤

材料：番茄2个，豆腐1块，芹菜1根，姜片、葱花、盐、植物油、清汤适量。

做法：将豆腐洗净切块，焯水后过凉，番茄洗净去皮，切成丁，芹菜洗净焯水切成段备用；起锅倒油，待油烧至六成热时放入姜片爆香，倒入清汤，大火烧开后放入豆腐、番茄、芹菜，加入适量盐调味，出锅前撒上葱花即可。

（六）莴笋

【营养成分及功效】莴笋的营养很丰富，含有蛋白质、脂肪、糖类、维生素A、维生素B、维生素C、钙、磷、铁、钾、镁、硅等成分。笋叶含大量胡萝卜素，碘、氟的含量也很高。莴笋利尿，通乳，清热解毒。主治小便不利、尿血、乳汁不通、虫蛇咬伤、肿毒。

【适用人群】适于内热、小便不通、尿血及水肿、糖尿病和肥胖、神经衰弱症、高血压、心律不齐、失眠患者食用。妇女产后缺奶或乳汁不通也宜食用；酒后食用可解酒；儿童少年生长发育时食用更佳。

【养生宜忌】多动症儿童、患眼病、痛风者及脾胃虚寒、腹泻便溏之人不宜食用。一般人也不宜过量或是经常食用莴笋，否则会发生头昏嗜睡的中毒反应，导致夜盲症或诱发其他眼疾。若多食莴笋引起夜盲或眼疾只需停食莴笋，几天后就会好转。女性月经来潮期间以及寒性痛经之人，忌食凉拌莴笋。

【营养配餐】

1. 鲜拌莴笋

原料：莴笋 250g，食盐少许，料酒、味精各适量。

制法：将莴笋削皮洗净，切成细丝，再加食盐少许，搅拌均匀去汁，把调料放入，拌匀即可食用。

功效：健脾利尿，健美减肥。适于肥胖者食用。

2. 赤豆煮莴笋

原料：莴笋 300g，赤豆 50g，盐 3g，鸡精 3g，鸡油 25ml。

制法：将赤豆去泥沙，洗净；莴笋去皮，切块；将赤豆放入锅内，加水800ml，置武火烧沸，再用文火煮 30 分钟，加入莴笋，再煮至熟透，加入盐、鸡精、鸡油即成。

功效：利水消肿，利五脏，通血脉。适于小便不利、尿血、乳汁不通、骨折、骨质疏松等症。

3. 炒三丝

原料：莴笋 400g，红萝卜 200g，青蒜茎叶 100g。

制法：将莴笋去皮去叶，洗净，切成 3cm 长细丝。红萝卜洗净后切成细丝。青蒜茎叶洗净后直切 3cm 长细丝。锅烧热后，下油，待油七成热时，放入切好的菜丝爆炒，将熟时略加调制品，搅拌均匀后装盘。

功效：清热利尿。适于小便不畅，尿血等症。

4. 莴笋炒牛肉丝

原料：莴笋 2 根，牛肉丝 200g，油 3 汤匙，酱油、料酒适量。

制法：将莴笋去皮刨成丝状，然后将牛肉丝放置于酱油中浸泡约 30 分钟。油烧热后放牛肉丝入锅，用大火快炒约 40s，将烫炒熟的牛肉丝自油锅中捞起，放入莴笋丝开火用大火快炒约 2 分钟。莴笋炒好后盛入盘中铺底，将牛肉丝置于莴笋上面即可。

（七）茼蒿

【营养成分及功效】《本草纲目》说茼蒿形气同乎蓬蒿，故名。茼蒿含有丰富的维生素 A、维生素 C、胡萝卜素、蛋白质、膳食纤维、钙、氨基酸以及挥发油等。具有宽中理气、消食开胃、降压祛痰的功效。挥发油具有降压补脑的作用，维生素 C 能促进人体合成氮氧化合物，有扩张血管的作用，从而可以降低血压；膳食纤维可以促进为肠道蠕动，促进排便，此外，茼蒿还能清血化痰、润肺补肝、防止记忆力减退的功效。

【适用人群】一般人群均可服用，尤其适合高血压、慢性肠胃病和习惯性便秘患者服用，由于茼蒿含有丰富的钙、铁等微量元素，因此是儿童和缺铁人群的食用佳品。

【养生宜忌】茼蒿一次性不能吃得过多。茼蒿滑利通便，因此腹泻者不宜多吃。

【营养配餐】

1. 茼蒿炒豆干

材料：茼蒿 200g，豆腐干 100g，蒜、盐、植物油、香油适量。

做法：茼蒿去叶留蒿杆，洗净后切成段，豆干切成条状，蒜切末备用；炒锅烧热倒入适量油，待油七成热时倒入蒜末爆香，放入蒿子杆炒至断生，再放入豆干条翻炒均匀，加盐调味，出锅时淋入适量香油即可食用。

2. 茼蒿炒肉丝

材料：茼蒿 250g，猪肉 50g，葱花、姜丝、料酒、酱油、盐、水淀粉、植物油各适量。

做法：茼蒿择洗干净切成段，猪肉洗净切丝，加料酒、酱油和水淀粉抓匀，腌制 15 分钟；将炒锅内倒入植物油，待油温七八成热时，放入葱花、姜丝爆香，放入猪肉丝炒熟，倒入茼蒿段翻炒，加入盐和水淀粉搅匀，出锅盛盘即可。

3. 茼蒿炒豆腐

材料：茼蒿 150g，豆腐 300g，葱花、盐、水淀粉、植物油各适量。

将茼蒿择洗干净切末，豆腐洗净切丁备用；将炒锅置于锅上，倒入适量植物油烧至七成熟，放入葱花爆香，继而放入豆腐翻炒均匀，锅中加适量清水，烧沸后转成小火倒入茼蒿末翻炒几分钟，待熟透后放入盐调味，用水淀粉勾芡即可出锅。

（八）南瓜

【营养成分及功效】南瓜含蛋白质、钾、磷、钙、铁、锌、钴、糖类、淀粉、胡萝卜素、维生素 B$_1$、维生素 B$_2$、维生素 C 和膳食纤维等。具有润肺益气、化痰排脓、驱虫解毒、止咳平喘、降低血糖的功效。主治肺痈、便秘、食少腹胀、水肿尿少、高血压、糖尿病等。

【适用人群】糖尿病、前列腺肥大、动脉硬化、胃黏膜溃疡、脾胃虚弱、营养不良、肋间神经痛、痢疾、蛔虫病、肺虚、肥胖者和中老年人便秘者宜食。

【养生宜忌】脚气、黄疸、时病疳症、下痢胀满、产后痧痘、气滞湿阻病症患者不宜食用；长期存放，表皮霉烂、瓜瓤有异味的老南瓜不宜食用。《本草纲目》中说："多食发脚气、黄疸。不可与羊肉食，令人气壅。"

1. 紫菜南瓜汤

原料：老南瓜 100g，紫菜 10g，虾皮 20g，鸡蛋 1 枚，酱油、猪油、黄酒、醋、味精、香油各适量。

制法：先将紫菜泡水，洗净，鸡蛋打入碗内搅匀，虾皮用黄酒浸泡，南瓜去皮、瓤，洗净切块；再将锅放火上，倒入猪油，烧热后，放入酱油炝锅，加适量的清水，投入虾皮、南瓜块，煮约 30 分钟，再把紫菜投入，10 分钟后，将搅好的蛋液倒入锅中，加入佐料调匀即成。

功效：护肝补肾，强体。适于肝肾功能不全患者食用。

2. 南瓜饭

原料：南瓜 500g，大米 500g。

制法：将南瓜削皮挖瓤，切成块，用油盐炒过，大米淘净，加水煮至七八成熟时捞出放在南瓜块上，再加水适量，慢火蒸熟，加入适量红糖，其味更美。

功效：补中益气。适于病后体弱者常进补，以及癌症手术后康复时的日常膳食。

3. 枣香南瓜饼

原料：老南瓜 600g，大红枣 30 个，白糖 50g，干淀粉、面粉各适量，色拉油 250g（约耗 50g）。

制法：把老南瓜刨去外皮，挖净瓤，切成小块，入笼中蒸至软烂，压成泥，纳小盆内，加入干淀粉、面粉、白糖拌匀成软硬适中的南瓜面团；大红枣洗净，去核，剁成细泥。将南瓜面团分成若干份，分别包入红枣馅，捏成 1cm 厚的圆饼；油锅上火，待油温烧至六成热时，把饼放入煎炸，视色呈金黄且熟透后捞出沥油，装盘即成。

（九）香菇

【营养成分及功效】香菇含有丰富的蛋白质、天冬氨酸、膳食纤维、维生素 B 族、维生素 D、铁、钾、磷、镁等营养素。可以促进胃肠蠕动，防止便秘，预防高血压病，提高机体免疫力。天冬氨酸具有降血脂、保护血管、防止血压升高的作用；香菇中的钾元素能对抗钠离子的升压作用。香菇含有的香菇嘌呤能抑制肝脏中胆固醇的合成，减少血液中的胆固醇，改善动脉硬化并能使血压降低。

【适用人群】一般人皆可食用。尤其适合高血压、高血脂、动脉硬化、糖尿病、肥胖、消化不良、便秘患者服用。

【养生宜忌】脾胃虚寒者、产后、病后、瘙痒的患者均不宜多食香菇。香菇不可以长时间用水浸泡，以免营养成分大量流失，泡香菇的水不要丢弃，因为很多营养物质都是溶解在水中的。

【营养配餐】

1. 香菇炖鸡翅

材料：香菇若干，鸡翅 1 斤，姜片、葱段、盐、料酒、酱油、植物油适量。

做法：先将鸡翅在热水中焯一下，取出清洗干净，将香菇泡发好洗净备用；炒锅中倒入适量的油，约六七成热时放入葱段、姜片翻炒，然后放入鸡翅继续翻炒脱生，加入料酒、酱油，出香味后，倒入泡发的水，并放入香菇，加入盐，盖上锅盖，改小火慢炖 20 分钟左右即可。

2. 香菇炒白菜

材料：香菇、大白菜各 200g，葱花、盐、鸡精、蒜末、水淀粉、植物油各适量。

做法：香菇泡发洗净，入沸水中焯一下捞出，白菜洗净撕成片备用；炒锅置于火上，倒入适量的植物油，待油温烧至七成热，放入葱花爆炒出香味，继而放入白菜和香菇翻炒，放入盐和鸡精、蒜末调味，出锅前用水淀粉勾芡即可。

3. 香菇汤

材料：香菇 8 个。

方法：将鲜香菇洗净放入锅中，加入清水适量，煮至香菇熟透即可。

（十）木耳

【营养成分及功效】本品含木耳多糖，菌丝体含外多糖、氨基酸、蛋白质、脂质、糖类、纤维素、胡萝卜素、维生素 A、维生素 B_1、维生素 B_2 及各种无机元素钾、钠、钙、镁、铁、铜、锌、锰、磷等。木耳气味甘、平。有补气养血、润肺止咳的功效，可降压，抗癌。主治气虚血亏，肺虚久咳，高血压病，子宫颈癌，阴道癌，跌打伤痛。

【适用人群】气血虚弱之人适用。黑木耳是久病体弱、腰腿酸软、肢体麻木、贫血、高血压、冠心病、脑血栓、癌症等患者理想的康复保健食品。黑木耳对无意食下的难以消化的头发、谷壳、木渣、沙子、金属屑等异物具有溶解与消化作用，适宜从事理发、开矿、粉尘、锯末、修理、护路等作业的人员食用。

【养生宜忌】新鲜的黑木耳中含一种物质，会引起日光性皮炎，故新鲜黑木耳不宜食用；黑木耳还有活血抗凝的作用，对于非瘀血所致的出血者应慎食；此外，孕妇不宜多吃。

【营养配餐】

1. 木耳大枣汤

原料：黑木耳 15g，红枣 15 个。

制法：将黑木耳、红枣泡发洗净，放入小碗中，加水和冰糖（或红糖）适量，再将碗放置蒸锅中蒸 1 小时。做好后，吃木耳、红枣，喝汤。

功效：补血养血。适于各种贫血和出血症状。

2. 木耳菊花鱼丸

原料：鲜白菊花 20g，玫瑰花 20g，草鱼肉 200g，黑木耳 30g，鸡蛋 5g。

制法：把草鱼去刺、去骨、去皮后剁碎，再把黑木耳、菊花、玫瑰花都切成碎末，跟切碎的鱼肉一起和匀，剁成泥状，剁好之后放入盆中，加入一个蛋清，再加入少许香油、盐、胡椒粉和鸡精，顺一个方向搅拌均匀，把搅拌好的料做成小丸；接着再把剩下的鸡蛋都取出蛋清，用筷子使劲搅拌成稠沫状，浇在鱼丸上。接下来，上锅用旺火蒸五六分钟，这时再准备一只盘子，摆上玫瑰花瓣，待鱼丸蒸好后，把鱼丸摆放在盘子中央，再取过用鸡汤调制好的淀粉汁，均匀地浇在鱼丸上即可。

功效：滋阴养血，活血祛瘀，通经活络。适于久病体弱、腰腿酸软、肢体麻木、贫血、高血压、冠心病等症。

3. 黑木耳炖豆腐

原料：黑木耳 15g，豆腐 250g，葱、姜、鲜汤、精盐、味精、菜油各适量。

制法：黑木耳用温水泡透，洗净，撕成小片；豆腐切成 0.5cm 厚的骨牌片，沸水汆之；炒锅内放 50g 菜油烧热，下葱、姜炒香，放入豆腐片煎至两面金黄，再放入黑木耳、盐，加适量鲜汤，旺火烧沸改小火炖至豆腐入味，调入味精，即可食用。

功效：清热解毒，生津润燥，降血脂。适于高血压、血管硬化、高血脂等症。

4. 木耳鲫鱼汤

原料：鲜鲫鱼 2 条，水发木耳 100g，料酒、葱、姜、精盐、味精各适量，化猪油 25g。

制法：鲫鱼宰杀洗净，两侧划一字刀口；水发木耳拣去杂质，撕开。炒锅上火烧热，用姜片擦拭锅底后，放化猪油，下鲫鱼煎至两面金黄，加料酒、葱、姜、木耳和适量清水，大火烧开，改小火炖至汤汁呈乳白色时，加精盐、味精调好味，出锅即成。

功效：补气温中，健脾益胃，利水消肿。适于久病体虚，气血不足，脾虚水肿，小便不利者。尤其对产后体虚，乳汁不下或少乳等效果更好。

（十一）黄瓜

【营养成分及功效】黄瓜含苷类、糖类，又含咖啡酸、绿原酸以及天冬氨酸、组氨酸、缬氨酸、亮氨酸等氨基酸。尚含维生素 B_2、维生素 C 等。有清热止渴、利水、解毒的功效，可以治疗胸中烦热，口渴喜饮，水肿尿少，水火烫伤，汗斑，痱疮等疾病。

【适用人群】黄瓜适宜高血压、高血脂、动脉硬化患者及肥胖者食用。

【养生宜忌】脾胃虚弱之腹痛腹泻、肺寒咳嗽、中寒吐泻及病后体弱者不宜食用。患有肝病、心血管病、肠胃病以及高血压病者不宜食用腌黄瓜。若患脚气和虚肿者食之易加重病情。小儿多食易生疳虫。黄瓜与辣椒、菠菜、芹菜中任何一种同食，都会破坏黄瓜中的维生素 C。黄瓜不宜与菜花、小白菜、西红柿、柑橘共同食用。黄瓜不宜与花生同食，因为黄瓜性味甘寒，而花生多油脂，因此两者搭配食用容易引起腹泻。

【营养配餐】

1. 黄瓜镶肉盅

原料：黄瓜 1 条，绞肉 150g，鱼片 150g，盐、白胡椒、淀粉。

制法：黄瓜去皮，每 3cm 切段，去掉中间的瓤，内圈抹淀粉；绞肉和鱼片混合成肉馅，加盐、胡椒调味；将肉馅装入黄瓜圈里，表面抹水淀粉；放入滚水中炖至熟，调味即可。

功效：清热滋阴，益气补血。适于阴虚内热等症。

2. 黄瓜炒虾仁

原料：黄瓜 200g，虾仁 100g，姜丝、盐、鸡精各适量。

制法：将黄瓜洗净去皮，斜切成块；虾仁去壳挑去虾线；将虾仁放在沸水中焯一下，再将黄瓜放入碗内，加盐适量搅拌均匀；炒锅加油，烧热后下姜丝爆香，再将虾仁、黄瓜下入快炒；加入适量的盐、味精调味即可出锅。

功效：清热止渴，利水。适于胸中烦热，口渴欲饮，水肿等症。

3. 党参薏米煮黄瓜

原料：黄瓜 300g，党参 25g，薏米 30g，料酒 10ml，姜 5g，葱 10g，盐 3g，鸡精 2g，鸡油 35ml。

制法：将薏米淘洗干净，去泥沙；党参去杂质，润透，切成段；黄瓜去瓤洗净，切片；姜切片，葱切段；将薏米、党参、黄瓜、料酒、姜、葱同放炖锅内，加水 1200ml，用武火烧沸，再用文火煮 35 分钟，加入盐、鸡精、鸡油即成。

功效：清热解湿，滋补气血，调节血糖，降低血压。适于四肢浮肿、小便不畅、黄瘦、高血压等症。

四、水果类

（一）山楂

【营养成分及功效】山楂营养丰富，每 100g 山楂果实中含钙 85mg，在所有水果中，钙含量居第二位，维生素 C 89mg，是柑橘类维生素 C 含量的 2～3 倍，是苹果的 17 倍，在水果中仅次于红枣、猕猴桃，居于第三位，含胡萝卜素 0.32mg，是苹果的 10 倍，还含有丰富的铁、磷、蛋白质、脂肪以及红色素、果胶等。山楂酸、甘，微温。山楂的主要化学成分为黄酮类化合物以及有机酸，包括金丝桃苷、芦丁、柠檬酸、山楂酸、熊果酸、黄酮聚合物、磷脂、核黄素等。山楂作为药用在我国由来已久，具有消食健胃、行气消滞、活血止痛等功效，现代研究发现山楂还有祛痰平喘、强心、增加冠状动脉血流、降血压、降血脂、抗癌等功效。

【适用人群】凡伤食后引起的腹满饱胀，尤其是肉类食积不化、上腹疼痛者，食之最适宜；中老年心脏衰弱、高血压、冠心病、心绞痛、高脂血症、阵发性心动过速及各种癌症患者适宜食用；妇女月经后期或产后瘀血腹痛、恶露不尽者适宜食用；还适宜肥胖症、坏血病、病毒性肝炎、脂肪肝、急慢性肾炎、绦虫病、肠道感染者食用。

【养生宜忌】山楂味酸有敛性，胃及十二指肠溃疡和胃酸分泌过多者忌食；山楂含糖量高，糖尿病患者忌食；各种炎症患者忌食，因其酸敛之性可能会影响炎症的吸收；山楂有活血功效，孕妇忌食；脾胃虚弱、气虚便溏者慎食。

【营养配餐】

1. 蜜饯山楂

原料：生山楂500g，蜂蜜250g。

制作：将生山楂洗净，去果柄、果核，放在铝锅内，加水适量；煎煮至七成熟烂、水将耗干时加入蜂蜜，再以小火煮熟透，收汁即可。

功效：开胃，消食，活血化瘀。适用于冠心病以及肉食不消、腹泻。

2. 山楂减脂茶

原料：山楂、麦芽各30g，决明子15g，茶叶、荷叶各6g。

制作：先将山楂、麦芽、决明子同置锅内，加水煎煮30分钟；然后加入茶叶、荷叶，再煮10分钟，共煎2次，将这2次取得的药汁混合当茶饮。每日1剂，连服10天。

功效：具有平肝泄热、消食降脂之功效。本茶适宜于肥胖病、冠心病、高血脂症等患者服用。

3. 山楂降脂菜

原料：取山楂250g，瘦猪肉500g，葱、姜、黄酒、花椒、精盐各适量。

制作：将山楂去籽加清水煮熟，备用；将瘦猪肉煮熟，改刀切成1寸长短的厚片，浸在酱油、黄酒、葱、姜、花椒汁中；把浸渍好的猪肉入炒锅炒黄，然后放入熟山楂同炒，加入白糖，用文火收干汤汁即成。

功效：本品风味独特，具有促进脂肪分解、降低血脂之功效。适宜于高脂血症、冠心病、脂质代谢异常者食用，可经常食用。

（二）香蕉

【营养成分及功效】香蕉营养丰富，热量低，果肉香甜，与菠萝、龙眼、荔枝同称为"南国四大果品"。香蕉含有丰富的蛋白质、膳食纤维、维生素B_6、碳水化合物、维生素C、维生素A、钾、磷等营养物质，有通血脉、润肠通便、填精髓的功效。可以减少高血压患者毛细血管破裂的危险，钾元素可以抑制钠的吸收，促进钠的排泄，对血管也有保护作用，碳水化合物和膳食纤维可以促进肠蠕动，保持大便通畅，并且把毒素排出体外。

【适用人群】一般人均可食用，尤其适合大便干燥、痔疮、高血压、冠心病、动脉硬化患者、口干咽燥、上消化道溃疡以及醉酒者食用。

【养生宜忌】空腹时不宜大量食用香蕉，糖尿病患者要少吃，脾胃虚寒、肾功能不全患者应该慎食香蕉，关节炎、肠炎及腹泻者应该忌食。没有熟透的香蕉不仅没有治疗便秘的效果反而会加重病情。

【营养配餐】

1. 香蕉粥

材料：香蕉2根，大米100g，冰糖适量。

做法：香蕉去皮切成丁备用；大米淘洗干净，锅内放水，水开后放入大米，煮沸后加入香蕉、冰糖，然后改成小火熬制30分钟左右即可食用。此粥有润肠通便、润肺止咳的功效。

2. 水果沙拉

材料：苹果、香蕉、梨各适量，酸奶200g。

做法：将三种水果切成丁后与酸奶搅拌均匀即可。

（三）猕猴桃

【营养成分】猕猴桃含有大量的维生素C，一颗猕猴桃能够提供一个成年人一天维生素C需求量的2倍之多，因此被称为"维C之王"，此外，猕猴桃还含有丰富的维生素B族、膳食纤维、有机酸、钾等营养物质。猕猴桃酸、甘，寒，具有清热利水、抗炎消肿、生津润燥、降低胆固醇的功效。维生素C有利于血管扩张，能辅助降压。此外猕猴桃中的猕猴桃籽油含有丰富的不饱和脂肪酸，具有显著降低高血脂的作用。

【适用人群】猕猴桃适用于高血压、高血脂、冠心病、肝炎、消化不良、便秘等人食用，同时航空、高原生活、矿井等特种工人尤其适合食用。

【养生宜忌】猕猴桃性寒，因此腹泻、风寒感冒、痛经等不宜食用。不宜与奶制品同时服用，吃烧烤的同时最好吃点儿猕猴桃，因为烧烤食物容易产生致癌物，而猕猴桃能够防止这种化学反应的发生从而起到预防癌症的作用。

【营养配餐】

1. 猕猴桃薏米粥

材料：猕猴桃 40g，薏米 100g，冰糖适量。

做法：猕猴桃洗净去皮，切成小丁备用；薏米淘洗干净，放入锅中加入适量清水熬粥，放入冰糖，待锅开后放入猕猴桃转成小火继续熬制薏米软烂搅拌均匀即可食用。

2. 猕猴桃炒肉丝

材料：猕猴桃 2 个，瘦肉 150g，酱油、淀粉、香油、葱花、白糖、水淀粉、植物油各适量。

做法：瘦肉洗净后切丝，用酱油、淀粉、香油搅拌均匀腌制 15 分钟备用，猕猴桃洗净去皮切成丁；在碗里放入白糖、水淀粉调匀备用；锅内倒油，待油温五成热时爆香葱花，放入肉丝煸炒至变色，加入猕猴桃丁继续翻炒直至熟透，倒入调味汁搅拌均匀即可。

（四）苹果

【营养成分及功效】苹果中含有丰富的胡萝卜素、维生素 B_1、维生素 B_2、维生素 C、膳食纤维、钙、磷、铁、锌等营养物质，具有生津润燥、清热化痰、补中益气的功效。苹果中的膳食纤维能促进胃肠蠕动，减少有毒物质在体内的堆积，促进钠的排出，有助于降低血压；此外苹果中含有的维生素 C 能加强胆固醇的转化，降低血液中胆固醇和甘油三酯的含量。苹果中含有的苹果酸可以加速体内脂肪的分解，具有减肥作用，同时苹果酸也能降低胆固醇，具有对抗粥样动脉硬化的作用；苹果特有的香味可缓解压力过大造成的不良情绪，还具有提神醒脑的功效。

【适用人群】一般人皆可食用，更适宜于慢性胃炎、消化不良、高血压病、高血脂以及身体虚弱者。

【养生宜忌】饭后不要马上吃苹果，因为这样不但不利于消化，还容易造成肠胃胀气。苹果富含碳水化合物和钾离子，因此胃炎及糖尿病者不宜多食；苹果不宜与海味同食，否则易引起腹痛、恶心等胃肠道症状。

【营养配餐】

1. 苹果炒鸡柳

材料：苹果、鸡胸肉各150g，姜丝、水淀粉、葱花、料酒、植物油、盐、鸡精各适量。

做法：苹果洗净，去皮除核，切条；鸡胸肉洗净，切条，用料酒和水淀粉抓匀，腌渍15分钟。

炒锅置火上，倒入适量植物油，待油烧至七成熟，放葱花、姜丝炒香，放入鸡肉条煸熟，倒入苹果条翻炒1分钟，用盐和鸡精调味即可。

2. 荔橘苹果

材料：苹果200g，蜜橘100g，鲜荔枝100g。

做法：苹果洗净，从中央切成两半，去蒂除核切成片，每片不分开叠在一起，放在盘中摆成空心的四边形。蜜橘洗净，去皮，分瓣；荔枝洗净，去皮；分别放入苹果片摆成的空心四边形内。牙签放在盘边，吃时用牙签插取水果即可。

3. 西芹苹果汁

材料：西芹1根，苹果1个，柠檬半个，蜂蜜适量。

做法：西芹洗净摘去叶子，把茎切成小段，撕去外皮较硬的纤维，苹果洗净去皮去核，切成小块备用；柠檬榨汁，西芹段、苹果块放在榨汁机里榨汁，然后和柠檬汁混合均匀即可饮用。

（五）西瓜

【营养成分及功效】 西瓜含有丰富的营养，如葡萄糖、维生素B族、维生素C、瓜氨酸、精氨酸、膳食纤维、钾、磷、镁等营养物质，具有清热解暑、解烦止渴、清热利尿、降低血压的功效。西瓜的降压作用主要通过西瓜子中含有的一种皂苷来实现，西瓜瓤中的瓜氨酸和精氨酸具有利尿的作用，西瓜皮中含有一种物质能够扩张血管。同时西瓜皮中还含有多种营养成分，能提高人体的抗病能力，预防心血管疾病的发生。西瓜中含有大量的水分，因此可以增强皮肤的弹性，美容养颜。

【适用人群】 一般人群皆可食用，尤其适合高血压、急慢性肾炎、胆囊炎患者服用。

【养生宜忌】西瓜应该随切随吃，并且不要长时间存放在冰箱，如刚从冰箱取出的西瓜不宜立即食用以免对胃肠道造成刺激；西瓜不宜与鱼肉同时服用，因为会降低人体对锌的吸收。

【营养配餐】

1. 凉拌西瓜皮

材料：西瓜皮 250g，蒜末、盐、鸡精、香油各适量。

做法：削去西瓜的外皮，将瓜瓤洗净，切条备用；取小碗放入盐、鸡精、蒜末、香油搅拌均匀，兑成调味汁，取盘，放入切好的西瓜皮，淋入调味汁拌匀即可。

2. 西瓜柠檬汁

材料：西瓜瓤 250g，柠檬汁、蜂蜜各适量。

做法：西瓜瓤去子，切小块，放入榨汁机中打成汁，倒入杯中，在西瓜中加入柠檬汁和适量蜂蜜调匀即可。

（六）桃

【营养成分及功效】桃子的营养价值很高，含有丰富的维生素 C、维生素 B 族、蛋白质、钙、铁、磷、胶质等，具有养阴生津、补气润肺的功效。此外还能止咳、降压、帮助消化。桃子中富含的胶质物可以大量吸收水分，有预防便秘的效果，对控制和缓解高血压有积极的作用。

【适用人群】一般人皆可食用，尤其适合高血压、年老体虚、肠燥便秘、阳虚肾亏者服用。

【养生宜忌】内热偏盛者、孕妇、婴儿不宜多吃。桃子不宜多食，否则易生胀气、发疮疖。未成熟的桃子不可以服用以免引起腹胀；烂桃不可食用以免引起腹泻；胃肠功能不好者不宜多吃；桃子糖含量高，因此糖尿病病人不宜食用；使用前将桃毛洗净，以免刺激呼吸道、皮肤等出现咳嗽、咽喉刺痒、皮疹等疾病。

【营养配餐】

1. 鲜桃牛奶汁

材料：牛奶200g，鲜桃150g，白糖10g，冰块适量。

做法：将鲜桃洗净去皮、切块，放入榨汁机榨成汁后放入杯中，倒入牛奶、白糖、冰块搅拌均匀即可饮用。

（七）柚子

【营养成分及功效】 柚子中含有丰富的维生素C、维生素B族、叶酸、果胶、钾、铬等营养素，柚子皮也有很高的食用价值，具有化痰、润喉、暖胃的功效。常吃柚子可以降低血液中的胆固醇，降低血压和血糖。柚子中富含的钾能抑制钠的吸收，减少钠对血压的不利影响，丰富的维生素C能促进人体合成氮氧化合物，有扩张血管的作用，有助于降低血压。柚子中的叶酸可以预防贫血，对于孕妇来讲还可以促进胎儿发育，新鲜的柚子中含有类似于胰岛素成分的铬，可以起到降低血糖的作用。

【适用人群】 一般人群皆可使用，尤其适合高血压、高血脂、高血糖患者食用。

【养生宜忌】 柚子性寒，脾虚腹泻的人要少吃。柚子和蜂蜜搭配食用，不但能够增强免疫力，而且还能排毒、美容养颜。

【营养配餐】

1. 蜂蜜柚子茶

材料：柚子500g，蜂蜜、冰糖、盐各适量。

做法：柚子剥皮，去瓤，只留外面一层薄薄的黄色的柚子皮，把柚子皮切成丝，加盐腌制一会；把柚子的果肉剥掉外膜，用勺子捣碎，柚子皮、果肉、冰糖、适量清水放入锅中煮开，继而转为小火，一边煮一边搅拌，熬制黏稠、柚子皮半透明即可；汤汁冷却后，放入蜂蜜搅匀，装入玻璃瓶中，放冰箱保存，食用时取适量兑温水冲服即可。

2. 草莓柚子汁

材料：草莓200g，柚子肉50g，蜂蜜适量。

做法：草莓洗净去蒂，切成小块，放入榨汁机中打成汁，柚子肉切成块榨成汁，将草莓汁和柚子汁一起倒入杯中，加入适量蜂蜜调匀即可。

五、水产类

（一）草鱼

【营养成分及功效】草鱼是淡水鱼中的上品，肉质肥嫩，味道鲜美，性温，味甘，有暖胃和中、平肝祛风、利水消肿的功效，含有丰富的蛋白质、脂肪、锌、核酸等营养物质，还可以增强体质，延缓衰老。草鱼中含有的不饱和脂肪酸，对血液循环有利，降低血液黏稠度，预防心血管病；此外草鱼中的硒元素有美容养颜、抗衰老的功效。

【适用人群】尤其适合肝阳上亢型高血压、风虚头痛的患者，因草鱼有开胃、滋补的功效，因此适合胃寒体质，久病虚弱者食用。

【养生宜忌】草鱼一次不能吃得太多，鱼胆有毒，最好不要食用。

【营养配餐】

1. 冬瓜炖草鱼

材料：草鱼500g，冬瓜250g，姜、葱、盐、料酒、食用油适量。

做法：将草鱼洗净切段，冬瓜切块，姜、葱切段。锅内倒油，放入草鱼段煎至金黄色，待用；将草鱼、冬瓜、姜片、葱段、料酒、盐放入炖盅内，加入适量清水，用中火炖2个小时出锅后即可食用。注意煮时火候不能太大，以免把鱼肉煮散。

2. 草鱼豆腐

材料：草鱼1条，豆腐200g，葱、姜、蒜、醋、盐、植物油各适量。

做法：将草鱼清洗干净，剁成块，豆腐切块，葱、姜、蒜洗净切碎。锅内烧热倒油，待油烧至七成热时倒入鱼段，略煎至黄色后倒入葱末、姜末、蒜末、醋然后小火炖至鱼肉熟后，加少量的水，放入豆腐块，继续炖2分钟即可，出锅时放入盐调味。

（二）鲤鱼

【营养成分及功效】鲤鱼含有丰富的优质蛋白质、不饱和脂肪酸、氨基酸、矿物质、维生素 A、维生素 D、钾等营养，具有健脾开胃、利水消肿、清热解毒的功效。不饱和脂肪酸有很好的降低胆固醇的作用，可以辅助降低血压；钾离子可以促进钠的排泄，减少钠对血压的不利影响，有助于降低血压。

【适用人群】一般人皆可以食用，尤其适合高血压、冠心病、动脉粥样硬化患者。

【养生宜忌】支气管哮喘、湿疹、皮肤病、恶性肿瘤患者不宜食用。鲤鱼如果用于下奶，则应少放或者不放盐。

【营养配餐】

1. 鲤鱼豆腐汤

材料：鲤鱼 1 条，豆腐 250g，竹笋 25g，葱、盐、白糖、黄酒、植物油各适量。

做法：鲤鱼洗净，沿脊骨剖成两片，取中段，切成 5cm 宽的块，豆腐切块，竹笋切片、葱切丝备用；锅内倒油烧至七成热，放入鱼块煎成黄色，烹入黄酒，加盖稍焖，再加盐、白糖调味；烧至鱼块将熟时，加入 500ml 的水，水开后加入豆腐块、竹笋片焖几分钟待汤汁浓稠时撒上葱丝，即可食用。

（三）鲫鱼

【营养成分及功效】鲫鱼是我国四大淡水鱼之一，味甘、性平，含有丰富的蛋白质、维生素，钙、磷、铁等微量元素，具有除湿利水、和中补虚的功效。鲫鱼含有全面而优质的蛋白质，对肌肤的弹力纤维构成起到了很好的强化作用，此外鲫鱼有降低胆固醇和防止动脉硬化的作用。

【适用人群】适合脾胃虚弱、高血压、营养不良患者服用。肾炎、肝炎、慢性支气管炎患者常吃鲫鱼可以补充营养，增强抗病能力。

【养生宜忌】感冒发热期间不宜多吃。鲤鱼清蒸或者做成鲤鱼汤营养效果最佳。

【营养配餐】

1. 豆腐鲫鱼汤

材料：鲫鱼 2 条，豆腐 300g，葱、姜、食盐、植物油各适量。

做法：鲤鱼去鳞、鳃及内脏，清洗干净，鱼背上抹点盐，腌制 10 分钟；

豆腐切块，葱洗净切段，姜洗净切片；炒锅烧热倒油，待油七成热时把鲫鱼放入煎至金黄时，加入葱段、姜片、适量的温水，煮开后转成小火再炖 30 分钟左右，放入豆腐块继续炖 5 分钟，出锅前加盐调味即可食用。

（四）海蜇

【营养成分及功效】中国是世界上最早服用海蜇的国家，海蜇中的碘是一种重要的营养食物，甘露多糖胶质对防止动脉硬化有一定的功效。海蜇可以软坚散结、清热化痰、活血消积。海蜇含有类似于乙酰胆碱的物质，能够扩张血管，降低血压；甘露多糖胶质对防治由高血压引起的动脉粥样硬化有一定的功效。

【适用人群】尤其适合中老年人支气管炎、高血压、头晕、大便秘结者服用。

【养生宜忌】脾胃虚寒者要慎食海蜇。海蜇一定要和醋一起食用，因为新鲜的海蜇中含有副溶血性弧菌，容易引发急性胃肠炎，醋在 5 分钟之内就可以消灭此种菌。

【营养配餐】

1. 海蜇拌菠菜根

材料：海蜇皮 100g，菠菜根 100g，蒜末、香油、盐适量。

做法：将海蜇皮、菠菜根分别洗净，切成丝备用；锅内烧水，水开后分别焯菠菜根、海蜇皮，待其刚熟时捞起，用凉开水洗净沥干水分；分别把菠菜根、海蜇皮、蒜末放入容器中，加入适量香油、盐调制均匀后盛盘即可食用。

2. 黄瓜海蜇丝

材料：海蜇 100g，黄瓜 1 根，葱丝、姜丝、盐、醋、香油各适量。

做法：将嫩黄瓜洗净切成丝，海蜇泡洗干净切成丝备用；锅中倒水烧开，放入海蜇丝，用大火快速焯透，捞出沥干水分，把黄瓜丝、葱丝、姜丝等放入小碗中，调入盐、醋、香油搅拌均匀，腌渍 5 分钟，放入海蜇丝拌匀盛入盘中即可食用。

（五）海带

【营养成分及功效】海带是迄今为止发现的含碘量最高的食物，被人们称为"长寿菜"。海带含有丰富的膳食纤维、维生素 B 族、钙、镁、钾、铁、锌、碘、硒、昆布素、甘露醇等营养成分。其中昆布素可以降低血胆固醇的含量，甘露醇有明显的降压疗效。

【适用人群】高血压、冠心病、高血脂者尤其适宜食用，是甲状腺功能低下患者的最佳食物之一。

【养生宜忌】海带中含有砷，食用前需用清水浸泡 2 ~ 3 小时以清除有害物质。甲亢患者忌食海带。

【营养配餐】

1. 海带炒黑木耳

材料：海带 250g，黑木耳 200g，胡萝卜 50g，姜、葱、料酒、食用油各适量。

做法：海带洗净、黑木耳发泡洗净后切丝，胡萝卜去皮切丝，姜切片、葱切段；锅内加水烧开，放入姜片、海带丝、木耳丝煮片刻后捞起待用；另起锅放油，放入姜丝爆香后再放入海带丝、木耳丝、胡萝卜丝，倒入料酒炒至脱生，出锅前加葱段即可。

2. 海带豆腐

材料：海带 100g，豆腐 200g，姜、盐、植物油适量。

做法：豆腐洗净切块，海带洗净切丝，姜洗净切片；炒锅烧热，倒油，油热后倒入豆腐块，煎一会儿，加适量清水后，放入海带丝、姜片继续煮，水煮开后转成小火煮约半小时，加入盐调味后即可食用。

（六）紫菜

【营养成分及功效】紫菜营养丰富，含有胡萝卜素、维生素 B 族、维生素 C、蛋白质、脂肪、碳水化合物、矿物质，钙、铁、磷、铁等微量元素，牛磺酸、膳食纤维等。紫菜甘、寒。主治热气烦寒咽喉，煮汁饮之。实践证明，常食紫菜不仅有助于稳定和降低血压，对冠心病、脑动脉硬化也有辅助治疗作用，牛磺酸有利于保护肝脏，膳食纤维可以保持肠道健康，防止大肠癌。

【适用人群】一般人都可以食用紫菜，尤其适合水肿、心血管疾病、甲状腺肿大以及各类肿块、增生者食用。

【养生宜忌】胃肠消化功能不良者、腹痛便溏者不宜食用。

【营养配餐】

1. 紫菜腐皮汤

原料：紫菜 30g，豆腐皮 10g，姜、葱、食用油、盐适量。

做法：将紫菜泡透、洗净，沥干水分，姜去皮切末，葱切末，然后在紫菜中加入盐、姜末，葱花拌匀；把豆皮铺平，放入拌好的紫菜，卷成卷，用淀粉封住口；热锅倒入油，烧热后放入腐皮卷，炸至内熟外金黄时捞起，沥干油，放入碟子内即可。

六、干果类

（一）核桃

【营养成分及功效】在国外，核桃被称为"大力士食物"，在国内核桃被称为"长寿果"。核桃具有丰富的健脑效果和营养价值，含有丰富的蛋白质、维生素 B 族、维生素 E、磷脂、钙、磷、铁等成分，具有健胃、补血、润肺、安神等功效。对于肝肾亏虚引起的腰膝酸软、牙齿松动、须发早白、尿频等有一定的疗效。核桃中富含的钾、钙可以对抗血压的不利影响，辅助降低血压。

【适用人群】一般人皆可食用，肾虚、肺虚、神经衰弱、气血不足者，也适合脑力劳动者以及青壮年食用。

【养生宜忌】核桃不宜一次吃太多，慢性肠炎者忌食核桃。

【营养配餐】

1. 核桃仁拌茼蒿

材料：核桃仁 100g，茼蒿 350g，米醋 5g，盐 2g，香油、食用油适量。

做法：核桃仁放入温水中片刻，剥去外皮，晾干，茼蒿洗净去根，沥去水分切段备用；锅内放适量水烧开，把茼蒿焯一下，再放入冷水中挤去水分捞出；锅内放油烧至六成热，把晾干的核桃仁炸酥，取出放盘；将茼蒿放入容器内，加入核桃仁、米醋、盐、香油拌匀，盛出装盘即可食用。

2. 酱爆核桃鸡丁

材料：核桃仁20g，鸡肉200g，甜面酱、葱、姜、盐、植物油各适量。

做法：鸡肉洗净切成丁，葱、姜切丝备用；锅内倒油烧热，待油热后放入葱丝、姜丝爆香，加入鸡丁炒熟，放入核桃仁翻炒一会儿，加入甜面酱、盐调味，出锅即可服用。

（二）栗子

【营养成分及功效】栗子素有"干果之王"的美誉，含有丰富的不饱和脂肪酸、蛋白质、胡萝卜素、钙、铁、钾、磷等营养成分，具有补肾活血、强身健体的功效，可以预防和治疗高血压、冠心病、动脉硬化等疾病，所以老年人应该适量吃些板栗。有研究显示，板栗对人体滋补的功能与人参、黄芪相当，中医认为栗子可以补肾活血、益气，常服可以增强体质。

【适用人群】一般人皆可食用。孙思邈说："栗，肾之果也。肾病宜食之。"

【养生宜忌】板栗不宜多吃，脾胃虚弱、消化不良或患有风湿病、糖尿病者不宜食用。发霉的栗子不宜食用以免中毒。

【营养配餐】

1. 板栗百合黑鱼汤

材料：板栗250g，百合50g，黑鱼300g，姜、盐适量。

做法：将黑鱼洗干净，板栗、百合洗净；炖锅内倒水，放入黑鱼、板栗、百合、姜，煲2小时后调入盐，焖一会儿即可食用。

2. 板栗粥

材料：板栗6个，大米100g，白糖适量。

做法：将板栗肉切成丁，大米洗净备用；锅内放水，待水开后放入大米煮至脱生，加入板栗丁，再煮20分钟左右后，撒上白糖即可出锅食用。

（三）花生

【营养成分】花生在民间被称为"长生果"，其性平、味甘，入脾、肺经，含有丰富的蛋白质、不饱和脂肪酸、钙、磷、铁、钾等营养成分，具有醒脾和胃、润肺化痰、滋养调气的功用。花生中的不饱和脂肪酸有降低胆固醇的作用，可防治动脉硬化和冠心病，谷氨酸和天门冬氨酸可以促使细胞发育和增加大脑的记忆力。

【适用人群】一般人皆可食用。此外，对高血压、高血脂、病后体虚、手术恢复期者以及孕期、产后均有补养的效果。

【养生宜忌】炒花生和油炸花生不宜多吃；胆病患者、有血栓者不宜食用；小儿不宜多食；血液黏稠度高的人不宜食用。

【营养配餐】

1. 海带花生瘦肉汤

材料：海带 100g，花生 15g，瘦肉 80g，姜、葱、食用油、盐等适量。

做法：将海带洗净，花生米泡透，瘦肉切成片，姜切片，葱洗净切花备用；锅内放油烧热，爆香姜片，加入花生、海带，用中火煮开；待汤白时投入肉片，调入盐，用大火煮透，盛入汤碗内，撒入葱花即可服用。

2. 醋泡花生米

材料：花生米、醋适量。

做法：花生米洗净，放在醋中泡 7 天，每天早晚吃 10 粒，血压下降后可隔日或隔数日吃 1 次。

（四）莲子

【营养成分】为睡莲科植物莲的果实（种子），是老少皆宜的滋补品，莲子所含的生物碱能使人体外周血管扩张，降低血压，维持神经传导性和肌肉的收缩，食用莲子可以起到平肝降压、养心安神的作用。

【适用人群】一般人都可以服用，尤其适合于食欲不振、失眠、肾虚遗精者食用。

【养生宜忌】大便干燥者、血压低者不宜食用。

【营养配餐】

1. 莲心茶

做法：将莲子心、茶叶一起放入保温杯中；以沸水冲泡，焖15分钟即可。此茶可平肝清心，对高血压引起的头晕、失眠、口燥咽干等症状可以起到辅助治疗的功效。

七、养生茶

（1）西瓜翠衣、草决明各9g。水煎代茶饮。

（2）黑木耳5g、冰糖少许。将木耳浸泡开，洗净，上锅蒸1～2小时，加入冰糖，睡前服。

（3）小白菜100g、嫩豆腐250g。两者炖汤，加适量的盐、麻油调味。经常服用有降压、降脂之功。

（4）苹果2～3个，去皮切块炸成汁，每次大约100g，每天3次。

（5）常喝胡萝卜汁也可以降血压。

（6）花生豆、醋适量。将花生浸于醋中，7天后可食用，每日早晚各吃10粒。

（7）绿豆、海带各100g，粳米200g。将海带洗净切碎，与绿豆、粳米煮粥服用。

（8）芹菜适量，麻油适量。将芹菜在沸水中烫约3分钟，用麻油拌食，每日2次。

（9）嫩豆腐200g，荠菜100g，胡萝卜25g，香菇25g，熟竹笋25g，水面筋50g，盐、味精、姜末、淀粉、麻油各适量。烹调成羹后经常服用。

（10）菊花、山楂、决明子、番泻叶各适量，泡水当茶饮。番泻叶量以不腹泻为宜。可降压、降脂、通便。

（11）山里红1500g，生地50g，白糖适量。山里红洗净去籽，与生地放入不锈钢锅内煮烂，放入白糖，煮熟待凉后放冰箱储藏，每天不限时食用，治疗高血压。

（12）每天约需胡萝卜汁1000ml，分次饮服。高血压患者饮胡萝卜汁，有明显的降压作用。

（13）绿豆、紫菜各 50g，大枣 10 枚，银杏叶 20g，煮汤服食，能养心气，补心血，通脉降压。适用于高血压及冠心病患者。

（14）糖、醋浸泡 1 个月以上的大蒜瓣若干，每天吃 6 瓣蒜，并饮其糖醋汁 20ml，连服 1 个月。适用于顽固性高血压。

（15）花生米 250g，食醋适量，将花生米浸入醋中，以完全被浸为度，密封 7 天后食用，浸泡时不要去掉花生仁外面的皮。每晚睡前服 3 粒，15 天为一个疗程。有降压、止血及降低胆固醇作用。

（16）柠檬 1 个，马蹄 10 个，水煎，可食可饮，常服有效。用来治疗高血压，对心肌梗死患者改善症状也大有益处。

（17）葡萄、芹菜各 15ml 榨汁，每日早或晚服用一次。

（18）菊花茶：菊花 10g，绿茶 3g。功效：平肝熄风，利尿降压。用法：沸水冲泡代茶饮，每日一剂。应用：适用于高血压肝阳上亢之头痛。

（19）枸杞茶：枸杞子 6g，红茶 3g。用法：将红茶与枸杞子一起入杯，沸水冲泡饮用。功效：养肝补血，清热明目，延缓衰老。适用于肝阴不足、肝血亏损导致的头晕眼花、眼目干糊、目赤生火、高血压、高血脂等。（《饮馔服食笺》）

（20）花山子蓝茶：菊花 3g，生山楂片 15g，绞股蓝 10g，决明子 15g，放入杯中，以沸水冲泡，每日一次，代茶饮。

（21）玉米须茶：取 25g 玉米须洗净后放入杯中，冲入适量热水，15 分钟左右后即可饮用。

（22）菊花三宝茶：菊花、罗汉果、普洱茶各 6g。用法：每日一剂，沸水冲泡，当茶饮用。功效：平肝止痛，降压降脂。适用于肝阳上亢之高血压。

第二节　运动保健

俗语说"生命在于运动"，可见适量的运动对人身体健康的重要性。高血压患者只要血压控制良好，身体状况允许，最好保持一定的运动量，以增加身体心肺的储备功能，增强抗病能力，延缓疾病发展，提高生活质量。尽管适量的运动是降低血压的有效方法，但是高血压患者也不可以盲目运动。只有科学合理的运动方法才能真正起到改善疾病的作用，在这里我们把高血压患者运动时的一些注意事项特别说明一下。

首先，要根据季节选择合适的运动时间和场地。因为天气寒冷或者温差大的时候会刺激人体血管收缩，血压上升，所以在寒冷的冬季和深秋、初冬都应该避免晨练，应该在太阳出来以后再做户外运动，要注意保暖，尤其是头部的保暖，最好戴顶帽子，因为当遇到冷空气刺激时，血管会收缩而引起血压明显升高甚至中风都是有可能的；在夏季可以选择晨练，避免在气温过高时进行户外锻炼，以免由于外界温度的变化过大引起血压的急剧波动引发脑血管意外和中暑。如果在室内应该尽量选择宽敞明亮的阳台，室外要环境相对幽静，空气清新无污染，最好有一定的健身器材可以辅助运动，不建议在车辆多的马路旁运动，一则不安全，二者空气质量也不好。

其次，要选择适合自己的运动。在规划运动前，最好去当地的社区服务中心测量血压，确定自己的血压水平是轻、中、重度，评估心血管病的危险因素，看是否有重要器官的损伤和其他并发症，然后根据自身的情况来决定进行何种强度的运动。运动强度因人而异，常用运动强度指标可用运动时心率来衡量，这个心率怎么测算呢？简单来说就是用 170 减去年龄来定，例如 60 岁的人运动心率为 110 分/次左右合适，50 岁的人运动心率为 120 分/次左右为宜，以此类推。在运动时佩戴一个心率表有助于快速显示心率，以便及时地了解到心率的变化。此外还可根据身体素质的好坏以及有无运动基础来定，如果身体素质好或者有锻炼的习惯，可以在这个基础上增加 20 次/分。除了运动强度我们还要考虑到运动的频率，一般每周运动 3～5 次，每次持续 20～40 分钟即可。我们可以把这个看成是"三、五、七"。"三"指每天步行 3 千米，时间在 30 分钟左右；"五"指每周要运动五次；"七"指运动后心率加年龄约为 170。

再次，运动前要先进行热身。热身又称为准备运动，是指在正式运动前，先进行较轻的活动，为随后的运动做准备。热身运动的时间以运动总时间的 10%～20% 为宜，例如活动 40 分钟，热身时间控制在 4～8 分钟比较合理。热身是运动不可缺少的一环，它可以减少运动损伤的风险系数，调节呼吸系统，加速心脏收缩，升高体温，增加肌肉弹性，同时给心理一个暗示，使身体处于调动状态，以适应运动时对氧气和肌肉的需求。在运动完以后也要做一些舒缓的动作，以便消除疲劳，加速人体机能的恢复，缓解肌肉的僵硬和关节的损伤，消除运动时积聚在体内的乳酸等代谢产物。常用的运动后舒缓动作有调整呼吸、肌肉拉伸、活动关节等。

此外，一些生活中的小细节也要注意到，比如早上睡醒后不要马上就起床，在床上安静地躺一会儿，然后再慢慢地活动，可以伸伸懒腰、动动胳膊动动腿以后再起床穿衣，避免猛然起床，如无特殊情况，不要定闹铃，以免受到突然的刺激导致血压迅速升高；戒烟限酒，作息规律，保证充足的睡眠，保持平和乐观的心态，避免情绪波动过大对高血压的控制有一定的帮助。

运动禁忌：在锻炼时，切忌做鼓劲憋气、快速旋转、用力剧烈或深度低头的动作。

下面介绍几种适合高血压患者的运动：

一、步行

步行被认为是世界上最好的运动，不仅因为它容易实现，几乎任何时间任何地点都可以进行，对环境没有破坏，可以减少污染，更重要的是步行带给人类的健康回报是非常高的。步行是最平凡的行为，最经济的运动，却常常有不凡的效果。经常坚持行走锻炼，可以减少30%心脏病、50%糖尿病患病的概率，还可以防治神经衰弱等疾病，促进机体免疫系统功能，推迟免疫器官的老化。步行能增强心脏的功能，增加血管弹性，消除疲劳，减少甘油三酯和胆固醇的聚集，可以防止高脂血症，而这些因素都和高血压的发生有着密切的关系。经常步行有利于全身小血管扩张，使血管阻力降低，从而达到降低血压的目的。虽然人人会走，但不一定人人会步行这种锻炼方式，步行时要求抬头、挺胸、收腹、摆动双臂。高血压患者步行一般以80～120步/分为宜，每周至少5天，每次35～45分钟，每次以3000～5000米为宜。在运动后3～5分钟或放松运动后，心率应该恢复正常，运动后疲劳感在1～2小时内应消除。只要运动后自我感觉良好，心跳和疲劳感经适当歇息后很快消失，就说明运动量是适宜的。

二、太极拳

太极拳，是国家级非物质文化遗产，是一种拳术，它以中国传统儒、道哲学中的太极、阴阳辨证理念为核心思想，集颐养性情、强身健体、技击对抗等多种功能为一体，结合易学的阴阳五行之变化，中医经络学，古代的导引术和吐纳术而形成，它的特点是柔和、缓慢、轻灵、刚柔相济，因为太极拳动作柔和、速度较慢、拳式并不难学，而且架势的高或低、运动量的大小都可以根据个人的体质而有所不同，能适应不同年龄、体质的需要，所以受到大众的喜爱。无论是提高技艺功夫，还是益寿延年，太极拳都是一个不错的选择。

现代人生活节奏越来越快，随之而来的精神紧张性疾病也越来越多，研究已经证实精神紧张跟高血压的发生有一定的关系，而太极拳是通过简易的肢体运动，带动呼吸吐纳，增强体内代谢功能，达到强身健体的目的。

专家建议，高血压、糖尿病的病人如果坚持打太极拳几个月以后，就可以明显感觉到心肺功能的增强，效果明显的甚至可以减少用药剂量，此外，练太极拳还可以促进血液循环，加速静脉和淋巴的回流速度，从而减轻心脏负担，有助于保持心脏系统的健康。

打太极拳对高血压患者有三大好处：

1. 太极拳动作柔和，全身肌肉放松能使血管放松，促进血压下降。

2. 打太极拳时用意念引导动作，思想集中，心境宁静，有助于消除精神紧张因素对人体的刺激，有利血压下降。

3. 太极拳包含着平衡性与协调性的动作，有助于改善高血压患者动作的平衡型和协调性。

太极拳种类繁多，有繁有简，可根据个人状况自己选择。可以选择太极拳中一些自然、放松的动作，变成太极操，如"云手""野马分鬃""左右揽雀尾"等。注意避免下肢独立，左、右蹬腿等难度较大的动作。练拳时要尽量放松、呼吸顺畅，心无杂念，心率最好在 100~110 次/分，每周 4~5 次，每次 30~40 分钟，练习结束 3~5 分钟后，心率应恢复正常。

练太极拳需注意几点：

太极拳动作姿势要准确，错误的姿势不但起不到强身健体的作用，反而会影响人身体的健康，练太极拳时不可以贪快贪多，过度的运动量会导致体力不支，动作变形，影响"内听"身体内部感觉，甚至可能形成错误的体悟感觉，因此练习太极拳一定要有专业人士指导学拳，及时纠正动作，指导体悟内在感觉，到达强身健体、防病保健的作用。

三、慢跑

慢跑：是一种中等强度的有氧运动，也是人们经常采取的一种锻炼方式，因为跑步不需要特殊的场地和设施，只要有一双跑步鞋就可以锻炼了，而且跑步的速度可以由自己根据自身条件灵活掌握，因此高血压患者是可以选用这种方式来达到强身健体、防病治病的目的的。尤其对于轻度高血压患者来说，积极运动就能少吃药。慢跑每分钟可消耗 10 多卡的热量，可以增强体质，促进健康，慢跑是锻炼心脏的好方法，对于中老年人心脏功能有改善作用，可以防治高血压、冠心病、动脉硬化等疾病。研究表明，慢跑可以使血管弹性增加、心肌增厚、收缩力增强、射血量增加，从而为机体提供了更多的氧气，经常参加慢跑的人比不慢跑的人心脏功能要强，并且心脏大小与不参加锻炼的 20 多岁的年轻人大小相差无几，充分说明了慢跑改善了心肌，使心肌发达，功能也得到提高。在慢跑前应该先做 5 分钟的准备活动，比如轻微活动颈部、伸展上肢、扭动腰部、压腿等，目的是把全身关节打开，减少跑步过程中对身体的伤害。跑步时可采取快慢结合或跑走结合的方式，慢 5 分钟，稍快 15 ~ 20 分钟，再慢或走步 5 ~ 10 分钟，用时 30 ~ 40 分钟，每周 3 次。高血压患者慢跑时的最高心率每分钟可达 120 ~ 136 次，跑步时间可由少逐渐增多，速度要慢，不要快跑。坚持锻炼，可使血压平稳下降，脉搏平稳，症状减轻。

需要注意的是在跑步过程中可以辅助口帮助鼻来呼吸，因为在跑步时人体对氧的需求量增加，如果只用鼻来呼吸难以满足人体对氧气的需求量，此时就会迫使呼吸肌加强活动，以提高肺的通气量来满足人体的需要，呼吸机会较快产生疲劳反过来影响氧的供应。慢跑时，要保持肩部和上肢放松，自然摆臂，身体前倾，幅度应以自然、舒适为宜，如果过分前倾，将会增加背部肌肉的负担，反之，后仰则会导致胸腹部肌肉过分紧张，躯干不要左右摇晃或上下起伏太大，腿前摆时自然送髋，注意髋部的转动和放松，小腿不宜跨得太远，脚落地时用前脚掌柔和地着地。在慢跑前建议不要吃任何东西并且最好跟进餐间隔至少20分钟。运动前后需要补充水分，因为在运动的时候会大量地排汗，水分丢失，所以在运动之前就要喝水以补充运动后丢失的水分，但是喝水的时候，一定要少量多次饮，不要一下饮用很多水，如果大量出汗还可以喝一点淡盐水。慢跑适用于轻度高血压患者，但是运动幅度不宜过大，因为高强度的跑步对于高血压患者风险是比较大的。中、低度的跑步不会引起血压升高，尽管在跑步过程中血压会暂时上升，但是在较慢的速度下跑步，血压上升的空间很有限，一般不会上升到发生危险的程度，在跑步结束后血压反而会降低，坚持长期的慢跑更有利于血压的维持。研究显示，一次有效的低强度的跑步降压效果可以持续将近24小时。跑步不仅仅对于高血压本身有良好的作用，对于引起高血压的危险因素如精神紧张、肥胖等也有效果。因为跑步可以改善精神紧张等不良情绪，从而减少精神因素对全身的刺激而减少高血压的发生率。至于肥胖，跑步能够减肥这是得到大家共识的，肥胖不仅仅引起高血压，也同时是高脂血症和糖尿病的危险因素之一，而高脂血症和糖尿病又和高血压之间有着千丝万缕的联系，肥胖、高血脂、高血压、高血糖被称为死亡"四重奏"，跑步对以上四者都能发挥正面作用。

虽然慢跑如此之好，但如果患有冠心病则不宜长时间跑步，以免加重心脏负担出现意外。

四、爬山

爬山是一项健身作用较全面而危险性相对较小的锻炼方式。爬山对预防心脑血管疾病有明显的作用。爬山锻炼能清除沉积在血管壁上的胆固醇，防止动脉血管硬化，减少心血管疾病的发病率。还可增加心脏血管的口径，增加冠状动脉血流量，改善心肌的血流分布，使心肌利用氧的能力提高，从而达到预防心脑血管疾病的目的。此外爬山还能提高呼吸肌的力量，有利于保持肺组织的弹性，改善肺脏的通气和换气功能，增加吸氧能力，并提高全身各器官的新陈代谢水平；另外爬山的环境大多依山傍水，空气中含有较多的负氧离子。负氧离子能改善肺的换气功能、调节神经、振奋精神、改善睡眠、降低血压、刺激造血机能，有安神、镇静、降压及消除疲劳的作用。

爬山时身体前倾，但腰、背要挺直，避免形成驼背、弯腰姿势。可快慢交替，爬爬停停，累了就稍做休息，也可选择市里或小区内公园的小土坡，房屋里的楼梯，上上下下、反反复复，也能够达到类似登山的效果。用时 60~70 分钟，每周 >2 次，但合并有膝骨关节软骨病的患者不宜。

一般多活动锻炼对高血压影响不大，而且高血压患者应该进行一定的体育锻炼，这样有利于增加血管的弹性和心脏的泵血功能，有利于控制血压。但是运动要适量，不能太过，运动过多过量反而会伤身体。所以高血压患者进行适量的爬山活动是可以的，但不要过量，以身体不疲劳为衡量的标准。高血压患者如果在心功能不全的情况下不能去爬山。由于许多高血压患者已经有冠心病但自己却没有发现，如果费力登山，会有潜在的危险，所以在登山之前一定要对自己的身体有一个清醒的认识，适合自己的锻炼是最好的，不可盲目跟风进行不适合自己的锻炼。如果在登山途中出现气喘，不可勉强登进，可在原地停歇，并做 10~12 次深呼吸，直至呼吸恢复均匀再量力而行。

五、游泳

游泳是一项深受人们欢迎的运动方式，这不仅仅因为游泳可以塑造形体、美化皮肤，还因为游泳对人的健康有作用。首先就是游泳对心血管系统的改善作用，游泳时水的压力和阻力会加大心脏的压力负荷，心房和心室的肌肉组织能得到锻炼，血液循环系统因此得到改善；此外由于水温的刺激，机体为了保证足够的温度，为了防止热量扩散到体外，皮肤的血管收缩，同时身体又加紧产生热量，使皮肤血管扩张，改善对皮肤血管的供血，这样长期地坚持锻炼能使皮肤的血液循环得到加强，血液循环系统和皮肤的血液循环得到改善，同时血管的弹性也有所提高。经常游泳的人，由于体温调节功能改善，就不容易伤风感冒，提高对疾病的抵抗力和自身的免疫力。

在游泳之前，应该做哪些准备工作呢？有的人不重视游泳前的热身，认为可有可无，这种观点是不对的。游泳前热身可增加肌肉的协调性，有利于防止游泳时发生抽筋和减少下水后遭遇意外事件的可能性。一般来讲，应该热身 10~15 分钟，比如弯腰、压腿等动作可以活动关节肌肉，防止入水过冷而抽筋，也可以在入水前用 35~40℃ 之间的温水先沐浴，这样会使自己的体温接近水池中的温度，从而也从一定程度上避免突然遭遇冷水刺激后加重身体小动脉的收缩而升高血压。

高血压患者在游泳时动作不能太剧烈，运动量不宜太大，速度不宜过快，否则会使血压升高，同时也会加重心脏负担。适合高血压患者的姿势一般有仰泳、蛙泳等不太费力的泳姿，而蝶泳等比较费力的泳姿应该尽量避免。一般每次游泳时间以 25~35 分钟为宜，或可以游 10 分钟休息 1~2 分钟，用时 40~50 分钟，每周 3 次。

但是顽固性高血压和重度高血压患者不建议游泳，因为重度高血压患者一般都合并其他脏器的损害，另外有心血管系统疾病、脑血管病、肾病、肝病等也不适合游泳；过敏性体质者、外伤、炎症、醉酒者都暂时不宜游泳。患中耳炎、急性眼结膜炎者也暂时不适合游泳，因为泳池内存在大量的细菌，患有中耳炎游泳的话有并发颅内感染的可能，急性结膜炎者可能加重感染，此外此种病菌在游泳池里传染速度很快，容易引起爆发流行。

六、五禽戏

五禽戏又称"五禽操""五禽气功"，是中国的一种传统健身方法，由东汉末年的名医华佗创立，主要包括虎戏、鹿戏、熊戏、猿戏和鸟戏。这五种戏是分别模仿虎之威猛、鹿之安舒、熊之沉稳、猿之灵巧、鸟之轻捷而创立的一套严谨的动作路数，华佗创立的五禽戏被国务院命名为第三批国家级非物质文化遗产项目。

五禽戏的练习方法：

1. 虎戏有虎的威猛，具有疏肝理气、疏通督脉的作用。

自然站立，俯身，两手接触地面，用力使身驱前耸并配合吸气，当前耸至极限后稍停，随后身躯后缩并呼气，如此重复 3 次。继而两手先左后右向前挪移，同时两脚向后退移，以极力拉伸腰身，抬头面朝天，再低头向前平视，如虎行走，以四肢前爬 7 步，后退 7 步。

2. 鹿戏如鹿一样心静体松，姿态舒展，表现其探身、仰脖、奔跑、回首之神态，五指张开，虎口握圆，第一、二指关节弯曲内扣，有调理肾脏、舒展筋骨、拉伸督脉的作用。

基本动作：四肢着地，吸气，头颈向左转，双目向左侧后视，当左转至极后停顿一下，呼气，头颈回转，当转至面朝地面时再吸气，并继续向右转，如此左转 3 次，右转 2 次，然后，抬左腿向后挺伸，稍停后放下左腿，抬右腿如前法挺伸，如此左腿后伸 3 次，右腿 2 次。

3. 熊戏如熊样浑厚沉稳，表现出撼运、抗靠步行时之神态，笨重中寓轻灵，可调节脾胃，促进胃肠消化，按摩脾脏。

基本动作：熊步势，撼运势，抗靠势，推挤势。拇指压在食指指端上，其余四指并拢弯曲，虎口撑圆。仰卧式，两腿屈膝拱起，两脚离床，两手抱膝下，头颈用力向上，使肩背离开床面，略停顿，先以左肩侧滚落床面，当左肩一触及床面立即复头颈用力向上，肩离床面；略停后再以右肩侧滚落，复起。如此左右交替各 7 次，然后起身，两脚着床面成蹲式，两手分按同侧脚旁，接着如熊行走般，抬左脚和右手掌离床面，当左脚、右手掌回落后即抬起右脚和左手掌。如此左右交替，身躯亦随之左右摆动，片刻而止。

4. 猿戏模仿猿的敏捷好动，表现出纵山跳涧、攀树登枝、摘桃献果之神态。

基本动作：择一略高于自身，站立手指可触及的牢固横竿，如单杠、门框、树叉等，如猿攀物般以双手抓握横竿，使两肢悬空，做引体向上动作 7 次。接着先以左脚背勾住横竿，放下两手，头身随之向下倒悬，略停后换右脚如前法勾竿倒悬。如此左右交替各 7 次。需要注意的是对于患有高血压、青光眼、脑动脉硬化者不宜练习倒悬式，以免发生危险。

5. 鸟戏模仿鹤的昂然挺拔，表现出亮翅、轻翔、落雁、独立之神态，有增强肺呼吸、调运气血、疏通经络的作用。

基本动作：鹤步势，亮翅势，独立势，落雁势，飞翔势，五指伸直，拇指、食指、小指向上翘起，无名指、中指并拢向下。自然站立，吸气时跷起左腿，两臂侧平举，扬起眉毛，鼓足气力，如鸟展翅欲飞状；呼气时，左腿回落地面，两臂回落腿侧，右侧按照前法如此交替各 7 次。然后坐下，屈右腿，两手抱膝下，拉腿膝近胸，稍停后两手换抱左膝下如上法操作，如此左右交替各 7 次；最后，两臂如鸟理翅般伸缩各 7 次。

达到增强心肺功能、强壮腰肾、滑利关节、提高身体素质、延年益寿的目的。锻炼时要求轻松自然、精神集中、气沉丹田、动作形象生动。

高血压患者在练习五禽戏时最好选择空气新鲜、草木繁茂、环境优雅的场所。每天可练习四五次，每次 10 分钟，即可达到锻炼的效果。五禽戏能锻炼和提高神经系统的功能，有利于神经细胞的修复和再生，同时能改善人体心肺功能，突出表现在提高心肌供氧量和排血能力，可以预防心血管系统的疾病。

以上是几种常见的运动方式，高血压患者可以根据自己的身体状况和兴趣爱好来选择一种或两种坚持锻炼，也可以在家中进行一些小锻炼，这里有一些小秘诀分享给大家。

坐椅运动：屈肘，双手插腰，背部挺直，椅上坐、立反复进行。时间以自己体力而定。

床上运动：平躺床上，用棉被或枕头将脚抬高，等脚发麻时，再慢慢坐起来，如此反复。

抗衡运动：双手支撑在墙壁上，双脚并立使上体前倾，以增加肌肉张力，每次支撑 15 秒左右，做 3~5 次。

踮脚尖：将手扶在椅背上，踮脚尖，左右交替提足跟，每次 10~15 分钟。

爬楼梯：背部要伸直，速度要依体力而定。

总体来说，轻度高血压患者能选择的运动范围还是很大的，除了以上几种运动方式，还可以选择比如骑行、扭秧歌、打乒乓球、徒手体操、瑜伽、小力量训练及各种放松训练等。但是在运动中，不宜憋气或用爆发力，以免血压突然增高而发生意外事件。

中度高血压患者指血压值持续维持在 160~179/100~109mmHg，并对心、脑、肾脏已经造成一定的影响，但还处于代偿期的患者，这类患者只适合选择太极拳、步行、徒手体操及各种放松练习一些强度不大的运动，在运动时要注意动作缓慢，量力而行。每次 20~30 分钟，每 1~2 日做 1 次。

重度高血压患者指血压值持续维持在 180/110mmHg，如合并心、肾功能衰竭、脑溢血等并发症的患者，仅适合进行放松性活动，如果还具备主动活动能力，在有专人陪同的前提下，可以在小范围内散步、做徒手体操等，运动中还可以选择静坐、手掌中转动健身球等运动方式。

所有的高血压患者都应该会念"十防歌"。

一防性子急，冲动发脾气；二防苦衷积，心情受压抑；三防事忙乱，烦恼难题多；四防狂得意，精神强刺激；五防嗜酒肉，肥胖血管细；六防贪烟咸，血压高上天；七防常失眠，熬夜不节欲；八防冷冻寒，易发脑卒中；九防头猛撞，运动易适当；十防无所谓，延误病治疗。

如果家中有高血压患者需要看护，在这里我们也给出了一些简单的意见和建议：

保持情绪的稳定，积极参加集体的娱乐活动，调节心理压力。

饮食以低盐、低脂肪、低胆固醇、低热量为宜，多吃蔬菜、水果，少吃辣椒，少喝酒类、咖啡等。

坚持每日按时服药，不可随意停止或自己改变药物剂量和时间，吃药后不要剧烈运动，对痴呆或精神异常的患者要保管好药品。

沐浴时水温与室温不要太高，沐浴的时间也不宜太长，以防头晕。

要避免长时间固定一个姿势站立不动，以免双腿血管扩张充血，发生脑缺血而昏厥。

保持大便通畅，因排便过度用力可导致血压升高。

经常监测血压，若老人出现头痛、头晕、恶心、呕吐、视力模糊或肢体麻木等情况时，应立即送医院救治。

第三节　其他养生保健方法

一、推拿

推拿是中医临床学科中的一门外治法，是中医学伟大宝库的重要组成部分，推拿的防治手段主要是手法治疗和功法训练。推拿手法通过作用于人体体表的特定部位而产生作用，推拿具有疏通经络、行气活血、理筋整复、滑利关节、调整脏腑功能、增强抗病能力等作用。对于高血压患者来说，在治疗时应该区分轻重缓急，分而治之。

（一）基本治法

1. 头面及颈肩部操作

取穴及部位：印堂、神庭、太阳、睛明、攒竹、桥弓、风池。

手法：一指禅推法、抹法、推法、按揉法、扫散法、拿法。

操作：患者坐位或仰卧位。医者行轻柔的一指禅反复分推3~5遍。继之轻度指按、指柔印堂、攒竹、睛明、太阳、神庭，每穴1分钟；结合抹前额3~5遍；从前额发际处拿至风池穴处做五指拿法，反复3~5遍。轻推桥弓，每侧100~200遍，行双手扫散法，约1分钟；指尖击前额部至头顶，反复3~6遍。

2. 腰背部操作

取穴及部位：心俞、厥阴俞、肝俞、胆俞、肾俞、命门、背部督脉等部位。

手法：捏法、掌推法。

操作：患者俯卧位。在患者腰部、背部操作，重点治疗心俞、厥阴俞、肝俞、胆俞、肾俞、命门等部位，时间约5分钟。自上而下捏脊3~4遍。自上而下掌推背部督脉3~4遍。

肝阳上亢：加减：重拿风池穴2~3分钟，掐太冲、行间穴，各2~3分钟，取泻法；摩揉肝俞、肾俞、涌泉穴，透热为度，以补之。

痰热壅盛：一指禅推法结合指按、指柔丰隆、解溪穴，取泻法；推、擦足三里穴，摩中脘穴，取补法。

此外，平时也可以按照以下的方法多做几次：

（1）按揉太阳、攒竹穴：两食指指端指纹面分别按放在左右攒竹穴，两拇指指端指纹面分别按放在左右太阳穴，然后，双手指同时做环状揉动。

（2）干梳头：以双手食指为梳，自前发际起向后梳至枕部，左右手交替进行。

（3）按揉百会、率谷：两手中指重叠，以指端指纹面按放在百会穴，两拇指指端指纹面分别按放在左右率谷穴进行按揉。

（4）按揉风池、天柱穴：两手中指指纹面分别放在左右风池穴，两食指指纹面分别放在天柱穴按3～5分钟。然后，双手指同时做环状揉动。

（5）推桥弓：先将右手大拇指按放在左侧桥弓穴上端点后轻缓向前下方抹至锁骨上窝部，再将左手大拇指按放在右侧桥弓穴上端，轻缓向前下方抹至锁骨上窝部，左右各进行30次。

（6）曲池、内关：用拇指按揉双曲池穴，然后再按揉内关穴。

（7）擦涌泉：擦足心涌泉直至发热。

（8）先两肘微屈，双手腕自然下垂，两上肢缓缓上举至手与眼相平，同时吸气；当手与眼相平后，再呼气。

（9）洗脸：搓热双手，从额部经颞部沿耳前抹至下颌，反复20～30次。然后再用双手从印堂穴沿眉弓分别抹至双侧太阳穴，反复多次，逐渐上移至发际。手法轻松柔和，印堂穴稍加压力以局部产生温热感为度。可降低血压，增进面部光泽。

（10）抹颈肌：头偏向一侧，用双手四指从耳后隆起处沿胸锁乳突肌向下推抹至胸廓上口处，双手交替进行，反复多次。

二、拔罐

拔罐又称火罐，是以罐为工具，利用燃烧、挤压等方法排除罐内空气，造成负压，使罐吸附于体表特定穴位，产生广泛刺激，形成局部充血或瘀血现象，而达到逐寒祛湿、疏通经络、祛除瘀滞、行气活血、消肿止痛、拔毒泻热、扶正祛邪、治愈疾病的目的，具有调整人体阴阳平衡、缓解疲劳、增强体质的功能。拔火罐是一种物理疗法，比较容易被人们接受。适合人群：感冒、慢性支气管炎、慢性胃炎、神经衰弱、偏头痛、面神经麻痹、三叉神经痛、阳痿、颈椎病、肩周炎、急性腰损伤、坐骨神经痛、落枕、妇科疾病、更年期综合征、急性扁桃体炎、儿童消化不良、小儿腹泻、遗尿症等。

注意事项：拔罐前不宜过于劳累或饮酒，拔罐时应避开风口，留罐的时间为10～15分钟。皮肤有过敏、溃疡、水肿及大血管分布部位，人体的眼、耳、脐、心脏搏动处及毛发过多的部位，旧痕未消退前，女性的月经期及其他出血症部位，孕妇的腹部、腰骶部位，患有心脏病、血液性疾病及有出血倾向者等皆不宜拔罐。

高血压病可导致心脏、血管、脑和肾脏等器官功能性或器质性改变，在相应穴位拔罐，可疏通气血，调和阴阳，调节心、脑、肾的功能，从而稳定血压。

取穴：曲池、内关、足三里、三阴交、大椎、肾俞、脾俞。配穴：肝火上炎，加太阳、风府、行间；阴虚阳亢，加阳陵泉、悬钟、神门、太冲；肾精不足，加太溪、复溜、阴陵泉、血海、关元。

操作：取俯卧位，用酒精棉球对相应穴位进行皮肤消毒，用闪火法使火罐吸住皮肤，至皮肤充血发红为度。或行走罐法，沿足太阳、膀胱经大椎、肾俞往返推罐，至皮肤潮红为度。隔1～2日1次，10次为一疗程。可根据不同的症状，配以不同穴位进行拔罐。对肝火旺盛者，加太阳穴、风府、阳陵泉；阴虚阳亢者可加肝俞、肾俞、三阴交、太冲；肾精不足者，加血海、关元、阴陵泉、太溪、复溜等。

三、耳穴、足穴

耳与脏腑经络有着密切的关系，各脏腑组织在耳郭均有相应的反应区，因此刺激耳穴，对相应的脏腑有一定的调治作用。耳穴疗法有消炎、解毒、泻火、补虚、抗过敏、抗休克的作用，此外耳穴疗法在改善微循环、松弛肌肉痉挛、降血脂、降血压、减肥、改善视力、止痛等方面也有治疗作用。

适应证：①各种疼痛性病证，如手术后疼痛、头痛、胁痛、腰腿痛、关节痛。②各种内脏病证，如眩晕、失眠、阳痿、月经不调、哮喘、泄泻、便秘、肥胖、小儿遗尿。③皮肤病和五官病，如湿疹、牙痛、口疮。

禁忌证：外耳湿疹、溃疡、冻疮溃破，严重器质性疾病，如高度贫血、心脏病，妇女怀孕期间以及有习惯性流产史的孕妇当禁用。

高血压患者的取穴：肾上腺、肾、交感、神门、心、枕、皮质下、降压沟或降压点。

操作：用75%酒精棉球消毒耳郭，在相应穴区寻找敏感点，将粘有王不留行籽胶布压贴一侧耳穴，贴后每天不时用手按压所贴穴位处，以加强刺激，让耳郭充血发热，3 天后除去，改贴另一侧耳穴，两耳交替应用。每周 2 次，10 周为一疗程。

足部取穴：肾、输尿管、膀胱、肾上腺、大脑、小脑及脑干、内尔迷路各点按压。

操作：以轻度手法刺激肾、输尿管、膀胱、肾上腺反射区各 2～3 分钟，以中度手法刺激大脑、小脑及脑干、内耳迷路反射区各 5 分钟。按摩时以患者有得气感为度。每日按摩 1 次，每次按摩 40 分钟，10 次为一疗程。按摩完毕后，患者应以热水泡足，并在半小时内喝完 200～500ml 温开水。同时还可配合下列辅助疗法：以拳头用力敲击脚心，每日早、晚各做 100 次；左右转动两足脚踝 20～30 分钟，每日 1～2 次；踩踏按摩板，每次 5～20 分钟，每日 1 次；坚持每日用脚尖爬楼梯，开始可少爬几层，以后逐渐增加。

四、磁疗法

磁疗法是用一种具有南北极向的磁性器贴在人体，通过对局部穴位的刺激来达到防治病证目的的治疗方法，是近年来兴起的一种新的疗法。从根本上说，磁疗法仍属于一种穴位刺激疗法，目前还有许多需要完善的地方。穴位磁疗法由于副作用小，操作方便，无明显痛感，很受患者的欢迎。磁疗法有镇痛、镇静、降压、消肿以及调理机体功能的作用，因此应用范围非常广泛，常用于内科、外科、妇科、儿科、五官科等疾病的治疗。

操作：磁疗法的穴位选择和针灸取穴大致相同，分为直接贴敷法和间接贴敷法两种。直接贴敷法是指先以酒精消毒所选穴位，然后将磁片直接贴敷于穴位上用胶布固定，是常用的一种方法；还有不适合直接贴敷，例如对胶布过敏或贴敷面积过大不宜用胶布固定的情况需要用间接贴敷法。

磁疗法的副作用一般较轻，可以耐受，例如出现恶心、头晕、乏力、失眠等等，一般过几天就会自动消失；如果副作用明显，身体出现持续的不适，应该终止磁疗法或者更换穴位治疗。

禁忌证：有严重的脏器损伤性疾患、高热、孕妇、血液病等禁用本法。常用穴位：神阙、涌泉。

（1）神阙：

定位：脐窝中央。

主治：虚脱、中风脱证等元阳暴脱；腹痛、腹胀、腹泻、痢疾、便秘等肠腑病证；水肿、小便不利。

（2）涌泉：

定位：足趾跖屈时，约当足底前1/3凹陷处。

主治：晕厥、中暑、小儿惊风等神志病；头痛、头晕、耳鸣；咽喉肿痛、喉痹等肺系病证；大便难、小便不利；足心热。

操作：用75%酒精棉球将局部皮肤擦干净，将磁片贴于以上诸穴。每日1次，10次为一疗程。

五、刮痧

刮痧疗法是指用边缘光滑的工具，如铜钱、硬币、牛角板等，蘸食油或清水在体表部位进行由上而下或者由内而外的反复刮动，用来治疗有关疾病的一种方法。刮痧疗法具有悠久的历史，在我国的元朝就有关于刮痧疗法的记载，到了明清以及近代，刮痧疗法的论述就更加详尽了。由于此法操作简单易行、见效快且无须服用药物，因此在民间流传极为广泛，此法也越来越为人们所接受，一开始刮痧疗法主要用于治外感病和肠胃道疾病，随着人们认识的不断加深，逐渐开拓出许多新的领域。

对于高血压的患者而言，可以视血压控制的情况以及身体综合评估来决定能否实行刮痧疗法。一般来讲，刮痧疗法适合于轻度高血压且无并发症的患者，刮拭背部对应穴位，可以调理全身阳气，起到辅助降压的作用，刮拭手足部的相应穴位，可以调节心肾功能，有助于降低血压。

操作前准备：需在刮痧部位涂抹适量刮痧油，以免损伤身体。

常用部位：颈背部、胸部的肌肉胀痛处。

取穴：风池、肩井、头后部及肩部、背部、膀胱经、曲池、足三里、三阴交。

（1）风池：

定位：胸锁乳突肌与斜方肌上端的凹陷中。

主治：中风、癫痫、头痛、眩晕、耳鸣、耳聋等内风导致的病证；感冒、鼻塞、目赤肿痛、口眼歪斜等外风导致的病证；颈项僵痛。

（2）肩井：

定位：肩上，大椎穴与肩峰连线的中点。

主治：颈项僵痛，肩背疼痛，上肢不遂；难产、乳痈、乳汁不下、乳癖等妇科疾病及乳房疾患；瘰疬。

（3）曲池：

定位：屈肘成直角，在肘横纹外侧端与肱骨外上髁连线中点。

主治：手臂痹痛、上肢不遂等上肢病证；热病；高血压；癫狂；腹痛；吐泻等肠胃病证；咽喉肿痛、齿痛、目赤肿痛等五官热性病证；瘾疹、湿疹、瘰疬等皮科、外科疾患。

（4）足三里：

定位：犊鼻穴下三寸，胫骨前嵴外1横指处。

主治：胃痛、呕吐、噎膈、腹胀、腹泻、痢疾、便秘等胃肠病证；下肢痿痹证；癫狂等神志病；乳痈、肠痈等外科疾患；虚劳诸症，为强壮保健要穴。

（5）三阴交：

定位：内踝尖上3寸，胫骨内侧面后缘。

主治：肠鸣腹胀、腹泻等脾胃虚弱诸证；月经不调、带下、阴挺、不孕、滞产等妇产科病证；遗精、阳痿、遗尿等生殖泌尿系统疾患；心悸、失眠、高血压；下肢痿痹；阴虚诸证。

手法：一般用泻法。泻法是指刮拭力度大，速度快，促进功能亢进的恢复，多用于新病、年轻体壮者。正常刮痧板的凸面与皮肤表面呈45°角，由上至下，紧压皮肤进行刮拭，逐渐加重，刮时要沿同一方向，力度要均匀，采用腕力，刮10~20次，至病人自觉身体轻松，出现紫红色斑点或斑块为度。

顺序：一般要求先刮颈项部，再刮脊椎两侧部，然后再刮胸部及四肢部位。

禁忌证：

（1）危重病证，有出血倾向以及医学上证明不可以用刮痧疗法的其他疾病如哮喘、精神病患者等禁用本疗法。

（2）刮治部位的皮肤有溃烂、损伤禁用本法。

（3）过饱或者过饥，以及醉酒者，对刮痧有恐惧者忌用本法。

（4）妇女经期、孕期禁用本法。刮痧具有活血的作用，若经期刮痧会导致月经量增多，延长经期，孕期腹部禁止外界的刺激以免损伤胎儿的健康。

注意事项：

刮痧前后可喝一杯温开水；室温保持恒定，以脱衣服不感到冷为宜；刮痧后因为毛孔张开，此时不可以洗澡和运动，以免受风导致邪气从毛孔而入。两次刮痧时间间隔以 5～7 天为宜，给肌肤自我修复的时间；注意不要用力过度，以免损伤皮肤；刮痧板要及时消毒，以免造成交叉感染；儿童和老年人刮痧力度要适量轻一些。

参考文献

［1］刘力生．中国高血压防治指南 2010［J］．中国医学前沿杂志，2011，3（5）：42－93．

［2］葛均波，徐永健．内科学［M］．北京：人民卫生出版社，2013．

［3］王吉耀，林果为，陈灏珠．实用内科学［M］．北京：人民卫生出版社，2013．

［4］张芝兰．高血压病古今中医文献的整理与研究［D］．北京中医药大学，2006．

［5］季丹丹．基于中医古代文献对高血压病相关病证的研究［D］．南京中医药大学，2013．

［6］李连景．高血压的中医认识［J］．天津中医药，2009（6）：509－510．

［7］郑冰元，梁可，乔铁，等．高血压古代文献研究［J］．辽宁中医药大学学报，2016（8）：185－188．

［8］熊兴江，王阶．论高血压病的中医认识及经典名方防治策略［J］．中医杂志，2011（23）：1985－1989．

［9］张杰，马龙．谈中医对原发性高血压病的认识［J］．中国医药导报，2011（18）：113－114．

［10］徐世民．用中医理论认识高血压［J］．中国现代药物应用，2012（1）：122－123．

［11］项成刚，张艳，礼海．中医对原发性高血压病因病机的认识［J］．世界中西医结合杂志，2010（4）：356－357．

［12］高尚社．国医大师周仲瑛教授治疗高血压验案赏析［J］．中国中医药现代远程教育，2012，10（16）：9－12．

［13］高尚社.国医大师路志正教授治疗高血压验案赏析［J］.中国中医药现代远程教育，2012，10（17）：5－7.

［14］高尚社.国医大师颜德馨教授治疗高血压验案赏析［J］.中国中医药现代远程教育，2013，11（8）：4－6.

［15］高尚社.国医大师裘沛然教授治疗高血压验案赏析［J］.中国中医药现代远程教育，2013，11（9）：7－9.

［16］高尚社.国医大师朱良春教授治疗原发性高血压验案赏析［J］.中国中医药现代远程教育，2010，8（23）：8－9.

［17］吴坚，高想，蒋熙，等.国医大师朱良春高血压病辨治实录及经验撷菁［J］.江苏中医药，2014，46（7）：1－3.

［18］刘绪银.健脾升清、滋肾平肝、活血散滞降血压——国医大师张学文治疗脑病经验之一［J］.中医临床研究，2011，3（5）：22，24.

［19］黄华，李寅如，杨学信.杨学信治疗高血压病的学术思想及临床经验［J］.四川中医，2013，31（9）：8－9.

［20］宋晓龙，宋俊，倪其猛，等.曾学文通补兼施治疗高血压肾病经验［J］.四川中医，2016，34（2）：3－5.

［21］方伟.杨少山名老中医诊治高血压的经验［J］.浙江中西医结合杂志，2006（1）：27.

［22］刘金凤，徐利亚，汪艳丽，等.刘志明治疗高血压病核心方的发掘研究［J］.世界中西医结合杂志，2015，10（2）：152－154，160.

［23］李艳芬，王瑞华，孙兰军.孙兰军治疗高血压病经验拾萃［J］.辽宁中医杂志，2015，42（8）：1403－1405.

［24］何永强，殷世鹏.周信有教授高血压病辨治经验［J］.光明中医，2012，27（11）：2182－2184.

［25］李茜，刘持年.刘持年教授治疗青年人高血压的用药规律［J/OL］.中国实验方剂学杂志，2016，22（23）：187－191.

［26］曹守沛.金妙文从痰瘀论治高血压病的经验［J/OL］.辽宁中医杂志，2014，41（11）：2289－2291.

［27］韩小磊，何华，李鲤.李鲤教授运用保和丸治疗高血压病的经验［J］.

中国中医药现代远程教育，2014，12（11）：23－24.

［28］李春岩．史载祥中西医结合治疗高血压病经验［J］．辽宁中医杂志，2013，40（6）：1095－1096.

［29］魏易洪，周端．周端教授高血压病临证经验撷英［J］．光明中医，2013，28（3）：468－469.

［30］施明，张钟爱．谢昌仁治疗高血压病经验［J］．江西中医药，2012，43（9）：22－23.

［31］和殿峰．决明子现代药理分析与临床应用［J］．中医学报，2012，27（2）：199－200.

［32］王相如，朱福龙．三七花药理作用及主治功效研究［J］．求医问药（下半月），2012，10（8）：594.

［33］项丽玲，温亚娟，苗明三．杜仲叶的化学、药理及临床应用分析［J］．中医学报，2017，32（1）：99－102.

［34］帅眉江，尹思源．黄芪降血压运用之临证浅析［J］．四川中医，2016，34（8）：34－36.

［35］李良．夏枯草药理作用研究［J］．中国现代医生，2013，51（4）：120－121.

［36］胡明亚．酸枣仁的药理作用及现代临床应用研究［J］．中医临床研究，2012，4（19）：20，22.

［37］郭征兵．中药地龙的药理作用及活性成分分析［J］．当代医学，2017，23（19）：199－200.

［38］彭红梅，李小姝．杜仲的药理研究现状及应用展望［J］．中医学报，2013，28（1）：72－73.

［39］周吉银，周世文，贺燕．异钩藤碱药理作用的最新研究进展［J］．中成药，2013，35（3）：596－599.

［40］田硕，苗明三．牛膝的化学、药理及应用特点探讨［J］．中医学报，2014，29（8）：1186－1188.

［41］姜威，李晶峰，高久堂，等．石决明的化学成分及药理作用［J］．吉林中医药，2015，35（3）：272－274.

［42］谢世虎．天麻的鉴定和药理作用研究［J］．中国卫生产业，2016，13
　　　（21）：167－169.

［43］贾朝旭，金东明，耿玉，等．黄芩治疗高血压的最新进展及评析［J］.
　　　中国中医药现代远程教育，2016，14（12）：143－145.

［44］宋鸿，屈焱．中药杞菊地黄汤用于高血压治疗的可行性研究［J］．中
　　　国处方药，2017，15（9）：105－106.

［45］陈谦．六味地黄丸的药理作用与临床应用探讨［J］．中国医药指南，
　　　2012，10（21）：251－252.

［46］张健．天麻钩藤饮加减治疗高血压眩晕30例［J］．陕西中医，2012，
　　　33（9）：1170－1171.

［47］王强兵，刘镜．血府逐瘀汤及半夏白术天麻汤应用于高血压患者的可行
　　　性［J］．临床医药文献电子杂志，2016，3（48）：9633.

［48］张茂桃．痰浊型高血压病患者服用加味温胆汤降压效果观察及护理［J］.
　　　中国民间疗法，2015，23（6）：44－46.

［49］罗娜，刘东方．加味小陷胸汤对高血压病疗效观察［J］．中医药学报，
　　　2013，41（1）：111－113.

［50］赵忠良．丹珍头痛胶囊治疗高血压头痛的临床观察［J］．中国中医药
　　　现代远程教育，2017，15（9）：59－60.

［51］程广书，罗继红．降压宝蓝片治疗原发性高血压60例［J］．中医研
　　　究，2012，25（8）：33－35.

［52］刘国韬，戴国斌，曾广民．百乐眠胶囊治疗高血压病伴睡眠障碍对血压
　　　的影响［J］．北方药学，2015，12（5）：41－42.

［53］周向前．春日食疗降血压［N］．中国中医药报，2007－04－19
　　　（007）.

［54］施志乐．巧制药枕降血压［N］．家庭医生报，2005－02－21（007）.

［55］吴尧．换季"点穴"降血压［N］．健康时报，2009－02－12（016）.

［56］林勇，郝军，徐承香．决明子外敷及按揉高血压点辅助降血压［J］.
　　　中国民间疗法，2015，23（2）：45.

［57］葛德宏．巧用药膳降血压［N］．家庭医生报，2008－05－05（007）.

［58］张洁，李莉．吴茱萸治疗高血压［J］．中国民间疗法，2014，22（9）：74．

［59］（明）李时珍．本草纲目［M］．北京：北京燕山出版社，2006.10．

［60］陈静．中医药膳学［M］．北京：中国中医药出版社，2006：55．

［61］谢鑑辉，赵小平，陈生英，等．延年的秘诀是运动——老年人运动指南［M］．广州：世界图书出版广东有限公司，2012：170－177．

［62］吴永宁，荫士安，封锦芳．饮食与健康［M］．北京：化学工业出版社，2004：149－152．

［63］陶炳根，郝超．慢性病的自我保健与治疗［M］．北京：人民军医出版社，2006：30．

［64］张颖，郑忠国．快乐老年自我保健必备［M］．北京：清华大学出版社，2007：188－192．

［65］石中元，肖甫媛．中老年人保健必读［M］．北京：金盾出版社，2012：149－152．

［66］石学敏．针灸学［M］．北京：中国中医药出版社，2002．

［67］严隽陶．推拿学［M］．北京：中国中医药出版社，2003：187．

［68］李宁．高血压吃什么宜忌速查［M］．北京：化学工业出版社，2014．

［69］王浩．饮食宜忌全知道［M］．北京：华文出版社，2009：46．

［70］陈伟．高血压吃什么特效食物速查［M］．北京：电子工业出版社，2013．